KiWi 237

Über das Buch

In einem erschütternd aufrichtigen Bericht beschreibt der amerikanische Schriftsteller William Styron, der Autor von *Die Bekenntnisse des Nat Turner* und *Sophies Entscheidung*, die Geschichte seiner Depression, einer Krankheit, unter der Millionen leiden, die aber oft noch tabuisiert ist oder mißverstanden wird. Von den ersten Anzeichen seiner Erkrankung an, die bald sein Leben überwältigen und ihn an den Rand des Wahnsinns treiben sollte, erzählt Styron im Rückblick von seinem Sturz in den Wahnsinn. Er schildert die Symptome wie Schlaflosigkeit, Konzentrationsverlust und Versagen beim Arbeiten, spricht ohne sich zu schonen von seinen Angstzuständen und Selbstmordgedanken, der zunehmenden Stumpfheit und seelischen Erstarrung, seiner nachlassenden Libido, der Unfähigkeit zur Kommunikation und dem quälenden Selbstekel.

Nach einer die Krankheit nur verschlimmernden Behandlung mit Psychopharmaka schafft es Styron noch aus eigener Kraft, sich in eine psychiatrische Klinik zu begeben. Die Behandlung dort, sowie die heilende Wirkung der Zeit lassen ihn genesen, so daß er diesen zutiefst aufrichtigen und bewegenden Bericht schreiben, auch für die sprechen kann, für die das Grauen der Depression unausdrückbar ist oder die wie manche seiner Schriftstellerkollegen – F. Scott Fitzgerald, Ernest Hemingway, Romain Gary, Primo Levi – Opfer dieser Krankheit geworden sind.

Sturz in die Nacht ist das sehr persönliche und aufklärerische Zeugnis eines Autors, der von einer Reise ins Reich des Wahnsinns zurückgekehrt ist und ohne Selbstmitleid seine Erfahrungen für Betroffene und ihre Angehörigen analysiert.

Der Autor

William Styron, geboren 1925, Studium der Literaturwissenschaft und Soziologie. Arbeitete als Redakteur und Dozent. Verfasser u. a. von *Die Bekenntnisse des Nat Turner* (1968) und *Sophies Entscheidung* (1979).

WILLIAM STYRON

STURZ IN DIE NACHT

DIE GESCHICHTE EINER DEPRESSION

AUS DEM AMERIKANISCHEN
VON WILLI WINKLER

KIEPENHEUER & WITSCH

Titel der Originalausgabe
Darkness Visible, A Memoir of Madness

Aus dem Amerikanischen von Willi Winkler

Umschlag Manfred Schulz, Köln
Umschlagfoto Stathis Orphanos

Gesamtherstellung Clausen & Bosse, Leck
ISBN 3 462 02088 9

Für Rose

Vorbemerkung

Dieses Buch ging aus einem Vortrag hervor, der im Mai 1989 in Baltimore auf einer vom Fachbereich Psychiatrie der Johns Hopkins University veranstalteten Tagung über affektive Störungen gehalten wurde. In der Dezembernummer von *Vanity Fair* erschien der Text, inzwischen erheblich erweitert, als Aufsatz. Ich hatte ursprünglich beabsichtigt, als erstes von einer Paris-Reise zu erzählen – einer Reise, die für mich wegen der Entwicklung der Depression, an der ich litt, große Bedeutung hatte. Doch trotz des ungewöhnlich großzügig bemessenen Platzes, den mir das Magazin einräumte, gab es unweigerlich eine Grenze, und ich mußte zugunsten anderer Dinge, die ich behandeln wollte, auf diesen Teil verzichten. In der vorliegenden Fassung hat dieser Abschnitt wieder seinen Platz am Anfang gefunden. Von ein paar vergleichsweise geringfügigen Änderungen und Zusätzen abgesehen, erscheint der Text in seiner ursprünglichen Form.

W. S.

Denn was ich gefürchtet habe,
ist über mich gekommen,
und wovor mir graute,
hat mich getroffen.
Ich hatte keinen Frieden,
nicht Rast noch Ruhe,
und doch kam Ungemach.

Hiob

I

In Paris, an einem kalten Abend Ende Oktober 1985, wurde mir zum ersten Mal voll bewußt, daß der Kampf mit meiner psychischen Störung – ein Kampf, der mich schon seit einigen Monaten in Anspruch nahm –, tödlich ausgehen könnte. Das wurde mir in dem Augenblick klar, als das Auto, in dem ich saß, eine vom Regen glänzende Straße in der Nähe der Champs-Élysées hinabfuhr und an einem mattleuchtenden Neonschild mit der Aufschrift HÔTEL WASHINGTON vorbeiglitt. Beinah 35 Jahre war es her, seit ich das Hotel gesehen hatte, als es im Frühjahr 1952 für einige Nächte meine erste Unterkunft in Paris gewesen war. Während der ersten Monate meines »Wanderjahrs« war ich im Zug von Kopenhagen nach Paris gekommen und dank der wunderlichen Entschlossenheit eines New Yorker Reisebüroangestellten im Hôtel Washington gelandet.

Damals war das Hotel eine der vielen feuchten, anspruchslosen Herbergen für vorwiegend amerikanische Touristen, die nur über sehr bescheidene Mittel verfügten, dafür aber, wenn sie wie ich reagierten und zum ersten Mal aufgeregt mit den Franzosen und ihren komischen Gepflogenheiten in Berührung kamen, nie vergessen würden, wie das exotische Bidet, eindeutig an seinem Platz im tristen Schlafzimmer, zusammen mit der Toilette am anderen Ende des schwachbeleuchteten Flurs buchstäblich den Abgrund zwischen der gallischen und der angelsächsischen Kultur definierte.

Im Washington war ich allerdings nur kurz geblieben: Innerhalb weniger Tage hatten mich neugewonnene junge amerikanische Freunde zum Auszug überredet und mich in einem noch schäbigeren, dafür aber bei weitem pittoreskeren Hotel am Montparnasse in nächster Nähe von Le Dôme und anderen, einem Literaten angemessenen Lokalen untergebracht. (Ich war Mitte Zwanzig, hatte soeben meinen ersten Roman veröffentlicht und war eine Berühmtheit, allerdings eine recht bescheidene, weil nur sehr wenige in Paris lebende Amerikaner von meinem Buch gehört, geschweige denn es gelesen hatten.) Und im Lauf der Jahre verschwand das Hôtel Washington allmählich aus meinem Bewußtsein.

In jener Oktobernacht, als ich im Nieselregen an seiner grauen Steinfassade vorüberkam, tauchte es allerdings wieder auf, und die Erinnerung an meine Ankunft vor so vielen Jahren kehrte langsam zurück, ließ mir bewußt werden, daß ich auf verhängnisvolle Weise an das Ende meines Weges gelangt war. Ich weiß noch, wie ich mir sagte, es sei das letzte Mal, ich bräche nächsten Morgen für immer von Paris nach New York auf. Mich erschütterte die Gewißheit, mit der ich die Vorstellung akzeptierte, niemals wieder nach Frankreich zu kommen und dabei nie wieder jene Klarheit zurückzuerlangen, die mir so erschreckend schnell entglitt.

Erst vor wenigen Tagen war ich zu dem Schluß gekommen, daß ich an einer ernsten depressiven Erkrankung litt und mich hilflos quälte, damit klarzukommen. Der festliche Anlaß, der mich nach Frankreich geführt hatte, vermochte mich nicht aufzuheitern. Von den vielen schlimmen Symptomen der Krankheit, körperlichen wie psychologischen, ist das Gefühl des Selbsthasses – oder um es weniger kategorisch auszudrükken, der Mangel an Selbstachtung – eines der am häufigsten erfahrenen Symptome, und mit dem Fortschreiten der Krankheit hatte ich mehr und mehr unter dem Gefühl der eigenen Wertlosigkeit gelitten.

Eine besondere Ironie meiner dumpfen Freudlosigkeit bestand darin, daß ich für einen viertägigen gehetzten Aufenthalt nach Paris geflogen war, um einen Preis entgegenzunehmen, der mein Ich auf das Glänzendste hätte wiederherstellen müssen. Im Sommer hatte man mir mitgeteilt, daß mir der Prix Mondial Cino del Duca zuerkannt worden war, den alljährlich ein Künstler oder ein Wissenschaftler erhielt, in dessen Arbeit sich thematisch oder grundsätzlich ein bestimmter »Humanismus« spiegelt. Der Preis war in Erinnerung an Cino del Duca gestiftet worden, einen italienischen Einwanderer, der vor und nach dem Zweiten Weltkrieg ein Vermögen mit dem Druck und Verkauf billiger Illustrierter und vor allem von Comic-Heftchen angehäuft hatte, obwohl er später sein Unternehmen erweiterte und qualitativ bessere Publikationen herausbrachte; er übernahm die Zeitung *Paris-Jour*. Außerdem finanzierte er Filme und war berühmt für seine Rennpferde, die in Frankreich wie im Ausland viele Trophäen errangen.

Da es ihn nach höherer kultureller Befriedigung verlangte, entwickelte er sich zu einem bekannten Philanthropen und gründete nebenbei noch ein Verlagshaus, das Bücher mit literarischem Anspruch herausbrachte (del Duca veröffentlichte zufällig auch meinen ersten Roman *Geborgen im Schoße der Nacht*); als del Duca 1967 starb, wurde dieser Verlag – Éditions Mondiales – ein bedeutender Bestandteil eines breitgefächerten Imperiums, das große Umsätze machte, aber auch genügend Ansehen genoß, um nur mehr eine schwache Erinnerung an die Anfänge mit den Comic-Heftchen zu erlauben. Del Ducas Witwe Simone gründete nun eine Stiftung, deren Hauptaufgabe die Verleihung eines nach dem Firmengründer benannten Preises war.

Inzwischen genoß der Prix Mondial Cino del Duca hohes Ansehen in Frankreich – einem Land, das richtig vernarrt ist in das Verleihen von Kulturpreisen –, und das nicht nur, weil man bei der Suche nach den Empfängern höchst wählerisch war, sondern auch, weil der Preis selber äußerst großzügig dotiert war; in diesem Jahr betrug die Verleihungssumme annähernd 25 000 Dollar. Zu den Preisträgern der vergangenen zwanzig Jahre gehörten Konrad Lorenz, Alejo Carpentier, Jean Anouilh, Ignazio Silone, Andrej Sacharow, Jorge Luis Borges und ein Amerikaner, Lewis Mumford. (Achtung, Feministinnen: Bisher keine einzige Frau!)

Als Amerikaner fiel es mir besonders schwer, mich durch die Aufnahme in diese Gesellschaft nicht geehrt zu fühlen. Während sich beim Verleihen und Entgegennehmen von Preisen gewöhnlich aus allen möglichen Quellen so ungesunde Regungen wie falsche Bescheidenheit, Gemecker, Selbstquälerei und Neid melden, finde ich nichts dabei, wenn ich zugebe, daß es Preise gibt, die man, auch wenn's nicht nötig gewesen wäre, gern in Empfang nimmt. Der Prix del Duca war mir so angenehm, daß ich mir mit jeder weitergehenden Selbsterforschung lächerlich vorgekommen wäre. Deshalb nahm ich dankbar an und schrieb in meiner Antwort, daß ich der verständlichen Bedingung entsprechen würde, bei der Feierlichkeit anwesend zu sein.

Zu diesem Zeitpunkt rechnete ich mit einer Vergnügungsreise, nicht mit einer überstürzten Rückkehr. Wäre ich in der Lage gewesen, meinen Geisteszustand vorauszusehen, wie er sich darstellte, als der Tag der Verleihung näher rückte, hätte ich den Preis gar nicht erst angenommen.

Depression ist eine Störung des Gefühlslebens, die so geheimnisvoll schmerzhaft ist und durch die Art und Weise, wie sie das Selbst – der vermittelnde Intellekt – erfährt, so schwer faßbar, daß sie sich beinah jeder Beschreibung widersetzt. Deshalb bleibt sie denen, die sie in ihrer extremen Form nicht erlebt haben, nahezu unverständlich, obwohl die Schwermut, »der Blues«, als den manche sie gelegentlich erleben und mit der normalen Mühsal im Alltagsleben verbinden, verbreitet genug ist, um vielen eine Ahnung davon zu geben, wie die Krankheit in ihrer katastrophalen Form aussieht. Doch zu der Zeit, über die ich schreibe, war ich längst über jene vertraute, überschaubare Niedergeschlagenheit hinaus.

In Paris befand ich mich, wie ich jetzt sagen kann, in einem kritischen Stadium im Aufgang der Krankheit, nämlich an einem unheilverkündenden Haltepunkt zwischen dem ziellosen Aufflackern im Sommer und jenem fast gewalttätigen Ausbruch im Dezember, der mich ins Krankenhaus brachte. Später will ich die Entwicklung dieser Krankheit von ihren frühesten Anfängen bis schließlich zu meiner Einweisung und Genesung zu beschreiben versuchen, doch hat die Reise nach Paris für mich eine besondere Bedeutung behalten.

Am Tag der Verleihungszeremonie, die mittags stattfinden und der ein gesetztes Essen folgen sollte, wachte ich am Vormittag in meinem Zimmer im Hôtel Pont-Royal auf und konnte über mich selber sagen, daß ich mich einigermaßen gesund fühlte; ich gab die erfreuliche Nachricht an meine Frau Rose weiter. Mit Hilfe des harmlosen Tranquilizers Halcion war es mir gelungen, meine Schlaflosigkeit zu überwinden und ein paar Stunden Schlaf zu finden.

Ich war deshalb recht guter Dinge. Doch handelte es sich bei solch matter Freude um einen gewohnheitsmäßigen Schein, von dem ich wußte, daß er wenig bedeutete, denn ich war mir sicher, daß es mir noch vor Einbruch der Dämmerung grauenerregend gehen würde. Ich war an einem Punkt angelangt, an dem ich sorgfältig jede Phase meines sich verschlechternden Zustandes beobachtete. Ich akzeptierte die Krankheit nun, nachdem ich sie mehrere Monate lang geleugnet und das Unwohlsein, die Unruhe, die plötzlichen Angstzustände dem Alkoholentzug zugeschrieben hatte; im Juni hatte ich von einem Tag auf den anderen Whisky und alle anderen Rauschmittel aufgegeben. Während sich meine emotionale Verfassung verschlechterte, hatte ich gleichzeitig eine Menge zum Thema Depression gelesen, sowohl Bücher, die für den Laien gedacht waren, wie gewichtigere wissenschaftliche Werke einschließlich der Bibel der Psychiater, DSM (*The Diagnostic and Statistical Manual of the American Psychiatric*

Association – das Diagnosehandbuch der Amerikanischen Psychiatrischen Gesellschaft).

Einen Großteil meines Lebens über hatte ich das Bedürfnis – was vielleicht unklug war –, mir autodidaktisch medizinische Kenntnisse anzueignen; ich hatte deshalb auf dem Gebiet der Medizin ein überdurchschnittliches Wissen angesammelt (das viele meiner Freunde – was mit Sicherheit unklug war – oft in Anspruch genommen haben). Deshalb war ich bestürzt darüber, daß ich über die Depression, die medizinisch gesehen eine ähnlich ernste Angelegenheit ist wie Zucker oder Krebs, so gut wie nichts wußte. Aller Wahrscheinlichkeit nach habe ich im Anfangsstadium der Depression das notwendige Wissen immer unbewußt von mir gewiesen oder ignoriert; es wäre mir psychisch zu nahegegangen, und ich schob es als unwillkommene Ergänzung meiner Kenntnisse beiseite.

Jedenfalls hatte ich vor kurzem begonnen, während der wenigen Stunden, in denen der depressive Zustand so weit nachließ, um den Luxus der Konzentration zu erlauben, diese Lücke mit ziemlich umfassender Lektüre zu füllen, und hatte dabei viele faszinierende und beunruhigende Fakten aufgenommen, die ich allerdings nicht praktisch zu verwerten vermochte. Die Autoritäten, wenn sie aufrichtig sind, kommen nicht um die Tatsache herum, daß die ernste Depression nicht ohne weiteres zu behandeln ist.

Anderes als etwa bei Diabetes, wo Sofortmaßnahmen helfen, die Anpassung des Körpers an Glukose zu ändern, und damit einen gefährlichen Prozeß dramatisch umkehren und ihn unter Kontrolle bringen können, gibt es für die fortgeschrittene Depression kein schnellwirkendes Heilmittel: daß Linderung ausbleibt, ist einer der schlimmsten Faktoren dieser Störung, weil sie auch dem Opfer bewußt wird und deutlich macht, daß die Depression ohne weitere Ausflüchte im Bereich der ernsten Krankheiten einzuordnen ist.

Abgesehen von jenen Krankheiten, die eindeutig als bösartig

oder degenerativ erkannt sind, erwarten wir durch Tabletten oder Körpertherapie oder Diät oder Operation irgendeine Form von Behandlung und schließlich Besserung, und damit verbunden einen konsequenten Fortschritt vom anfänglichen Nachlassen der Symptome bis schließlich zur Heilung. Erschreckenderweise findet der Laie, der an einer schweren Depression leidet und einen Blick in eins der vielen Bücher wirft, die gegenwärtig auf dem Markt sind, viel über Theorie und Symptomatologie und sehr wenig, was mit einigem Recht die Möglichkeit einer raschen Rettung nahelegte. Die Autoren aber, die dennoch auf einem einfachen Weg aus der Krankheit bestehen, sind leichtfertig und aller Wahrscheinlichkeit nach Scharlatane.

Es gibt seriöse populärwissenschaftliche Werke, die den Weg zu Behandlung und Heilung vernünftig weisen und darlegen, wie bestimmte Therapien – Psychotherapie oder Pharmakologie oder eine Verbindung aus beidem – dem Patienten seine Gesundheit in allen außer den hartnäckigsten und verheerendsten Fällen wiedergeben können, doch betonen die klügsten Bücher auch die harte Wahrheit, daß schwere Depressionen nicht über Nacht verschwinden. All das unterstreicht eine wesentliche und allerdings auch schwierige Tatsache, von der meiner Meinung nach am Anfang meiner eigenen Chronik die Rede sein muß: Die Krankheit Depression bleibt ein großes Mysterium. Sie hat der Wissenschaft ihre Geheimnisse sehr viel widerstrebender preisgegeben als viele andere große Krankheiten, die uns heimsuchen.

Der heftige und gelegentlich lächerlich schrille Hader in der heutigen Psychiatrie – die Spaltung zwischen den Psychiatrie-Gläubigen und den Anhängern der Pharmakologie – gleicht den medizinischen Streitigkeiten im 18. Jahrhundert (zur Ader lassen oder nicht zur Ader lassen) und bestimmt beinah selber schon die unerklärbare Natur der Depression und die Schwierigkeiten bei ihrer Behandlung. Wie mir der Facharzt einer Klinik aufrichtig und mit einer, wie ich meine, schlagend plausiblen Analogie erklärte: »Wenn wir unseren Kenntnisstand mit der Entdeckung Amerikas durch Kolumbus vergleichen, dann ist Amerika nach wie vor nicht entdeckt; wir sitzen noch immer dort unten auf der kleinen Insel in den Bahamas.«

Durch meine Lektüre war mir zum Beispiel klargeworden, daß mein Fall interessanterweise zumindest in einer Hinsicht untypisch war. Die meisten Menschen, die an der Krankheit zu leiden beginnen, fühlen sich am Morgen so schlecht, daß sie nicht aufstehen können. Erst im Lauf des Tages geht es ihnen allmählich besser. Bei mir war es genau umgekehrt. Zwar konnte ich morgens aufstehen und in den ersten Stunden des Tages fast normal arbeiten, merkte dann allerdings, wie die Symptome am Nachmittag oder gegen Abend auftraten – Schwermut umgab mich, ein Gefühl von Furcht und Entfremdung und vor allem von erstickender Angst. Vermutlich ist es einerlei, ob man am Vormittag oder am Abend am meisten leidet: wenn die Zustände fürchterlicher Beinah-Lähmung, wie anzunehmen, annähernd gleich sind, wird die Frage des Zeitpunkts akademisch. Doch die Umkehrung im täglichen Auftauchen der Symptome erlaubte es mir an diesem Vormittag in Paris zweifellos, ohne unangenehme Zwischenfälle, wenn auch mehr oder weniger mit mir selber beschäftigt, zu dem prächtig verzierten Palais am rechten Seine-Ufer zu fahren, wo die Stiftung Cino del Duca residiert.

Vor einer kleinen Versammlung französischer Kulturträger wurde mir dort in einem Rokokosalon mein Preis überreicht, und ich hielt meine Dankesrede mit einer meiner Meinung nach angemessenen Selbstsicherheit. Ich sagte, ich würde den Großteil des Geldes verschiedenen Organisationen zukommen lassen, die, wie das amerikanische Krankenhaus in Neuilly, für die französisch-amerikanische Verständigung arbeiteten. Aber auch Altruismus habe seine Grenzen (sagte ich

scherzend) und ich hoffe, man würde mich nicht falsch verstehen, wenn ich einen Teil des Geldes für mich behielte.
Kein Scherz war, aber das sagte ich nicht, daß der Betrag, den ich zurückbehielt, am nächsten Tag für zwei Tickets in der Concorde verwendet werden sollte, damit ich zusammen mit Rose schnellstens in die Vereinigten Staaten zurückkehren konnte; dort hatte ich erst wenige Tage zuvor einen Termin bei einem Psychiater vereinbart. In den vergangenen Wochen, als meine Qualen heftiger wurden, war ich aller psychiatrischen Hilfe aus dem Weg gegangen. Das hatte gewiß damit zu tun, daß ich nur mit Mühe die langsame Auflösung meines Verstandes zu akzeptieren vermochte. Ich wußte allerdings, daß ich diese Konfrontation nicht ins Unendliche hinausschieben konnte, und als ich schließlich doch telefonisch Kontakt mit einem mir warm empfohlenen Psychiater aufnahm, bestärkte er mich darin, die Reise nach Paris zu unternehmen, und sagte mir, er würde mich sofort nach meiner Rückkehr untersuchen. Ich mußte unbedingt zurück, und zwar schnell.
Auch wenn offensichtlich war, daß ich mich in ernsthaften Schwierigkeiten befand, wollte ich die Lage dennoch in rosigen Farben sehen. Ein großer Teil der zugänglichen Literatur über Depressionen verbreitet, wie gesagt, einen forschen Optimismus und zudem die Gewißheit, daß sich fast jeder depressive Zustand stabilisieren oder auch umkehren läßt, wenn sich nur das entsprechende Antidepressivum findet; der Leser läßt sich von Versprechen auf rasche Heilung natürlich gern überzeugen. In Paris wünschte ich mir selbst während meiner Ansprache nichts sehnlicher, als daß der Tag endlich vorbei sein möge, denn ich spürte ein brennendes Verlangen, nach Amerika zu fliegen und die Praxis des Arztes aufzusuchen, der meine Krankheit mit seinen wunderbaren Medikamenten wegfegen würde. Ich kann mich noch deutlich an diesen Augenblick erinnern und kann es kaum mehr fassen, daß

ich von einer derart naiven Hoffnung erfüllt gewesen sein soll oder tatsächlich so wenig Ahnung von den Schwierigkeiten und Gefahren hatte, die mir bevorstanden.
Simone del Duca, eine kräftige dunkelhaarige Frau von königinnenhaftem Auftreten, konnte es begreiflicherweise erst nicht glauben, als ich ihr nach der Verleihungszeremonie erklärte, ich sei nicht in der Lage, in einem der oberen Stockwerke des großen Hauses an dem Mittagessen mit ihr und etwa einem Dutzend Mitgliedern der Académie Française, die mich für den Preis ausgewählt hatten, teilzunehmen; dann geriet sie in Zorn. Meine Weigerung war nachdrücklich und zugleich einfältig: Ich sagte ihr geradeheraus, daß ich mich statt dessen mit meiner französischen Verlegerin Françoise Gallimard zum Mittagessen in einem Restaurant verabredet hatte.
Natürlich war meine Entscheidung ein Skandal; Monate im voraus war mir und allen anderen Beteiligten mitgeteilt worden, daß ein Mittagessen – genaugenommen ein Mittagessen mir zu Ehren – als Teil der für diesen Tag vorgesehenen Feierlichkeiten stattfinden würde. Aber mein Verhalten war in Wirklichkeit Folge meiner Krankheit, die nun so weit fortgeschritten war, daß sie sich mit einigen ihrer berüchtigsten und unheimlichsten Indikationen meldete: Verstörung, Versagen der Konzentration und Gedächtnisverlust. In einem späteren Stadium würde mein ganzer Verstand von anarchischen Fehlschaltungen regiert werden; wie schon erwähnt, kam es zu einer Art Zweiteilung meiner Stimmungsstörungen: einigermaßen Klarheit in den frühen Stunden des Tages, während sich am Nachmittag und Abend Verdüsterung breitmachte.
Es muß während der düsteren Verwirrung am Abend zuvor gewesen sein, daß ich mich mit Françoise Gallimard zum Mittagessen verabredet und dabei meine Verpflichtungen bei del Duca vergessen hatte. Diese Entscheidung beherrschte

mein Denken völlig, so daß ich hartnäckig entschlossen war, die ehrenwerte Simone del Duca regelrecht zu beleidigen. *»Alors!«* rief sie in meine Richtung, und ihr Gesicht rötete sich vor Zorn, als sie sich gemessen umdrehte, *»au... revoir!«*

Plötzlich war ich bestürzt, fassungslos vor Schreck über das, was ich angerichtet hatte. Ich stellte mir einen Tisch vor, an dem die Gastgeberin saß und die Académie Française, während der Ehrengast in La Coupole lunchte. Ich flehte Madames Assistentin, eine bebrillte, aschfahle Frau mit Klemmbrett und einem peinlich berührten Gesichtsausdruck um Nachsicht an: Es handle sich um einen schrecklichen Fehler, eine Verwechslung, ein *malentendu*. Und dann platzte ich mit ein paar Wörtern heraus, von denen ich mir dank eines lebenslang einigermaßen bewahrten Gleichgewichts und eines bequemen Glaubens an die Unerschütterlichkeit meiner psychischen Gesundheit nie hatte vorstellen können, daß ich sie je aussprechen würde; mich überlief es kalt, als ich mich zu dieser Fremden sagen hörte: »Ich bin krank«, sagte ich *»un problème psychiatrique«*.

Madame del Duca war großherzig genug, meine Entschuldigung anzunehmen, und das Essen verlief ohne weitere Peinlichkeit. Allerdings konnte ich mich bei unserer etwas gezwungenen Unterhaltung nicht völlig von dem Verdacht freimachen, daß mein Verhalten meine Wohltäterin nachhaltig verstört hatte und sie mich für einen seltsamen Vogel hielt. Das Essen zog sich hin, und als es vorbei war, merkte ich, wie sich die Schatten des Nachmittags und mit ihnen Angst und Bedrängnis über mir zusammenzogen. Das Fernsehteam eines französischen Senders wartete (ich hatte auch sie vergessen) und wollte mich zum neueröffneten Picasso-Museum bringen, wo ich gefilmt werden sollte, wie ich die ausgestellten Arbeiten betrachtete und mich mit Rose darüber unterhielt.

Wie befürchtet, war die Veranstaltung alles andere als ein zauberhaftes Schlendern, sondern ein mühsamer Kampf, eine regelrechte Tortur. Wir arbeiteten uns durch dichten Verkehr, und als wir endlich beim Museum ankamen, war es nach vier Uhr, und mein Kopf hatte bereits unter der vertrauten Folter zu leiden: Panik und Schwindel, das Gefühl, daß meine Gedankengänge von einer giftigen, nicht benennbaren Flut verschlungen wurden, durch die jegliche positive Reaktion auf die lebendige Welt ausgelöscht wurde. Damit will ich sagen, daß ich anstelle von Vergnügen – mit Sicherheit anstelle des Vergnügens, das ich angesichts dieser verschwenderischen Darbietung eines strahlenden Genies hätte empfinden sollen – in meinem Kopf ein Gefühl verspürte, das nahe am Schmerz und dabei doch unbeschreiblich anders war.

Das bringt mich erneut dazu, das kaum faßbare Wesen dieser Pein anzusprechen. Das Wort »unbeschreiblich« drängt sich hier nicht zufällig auf: Wenn sich der Schmerz ohne weiteres beschreiben ließe, und das ist ein entscheidender Punkt, dann wären die meisten von den unzählig vielen, die unter dieser uralten Heimsuchung leiden, in der Lage, ihren Freunden und Lieben (sogar ihren Ärzten) die Qualen wenigstens andeutungsweise zu schildern, und würden damit vielleicht das Verständnis finden, das sie sonst kaum erwarten können. Schuld an diesem Unverständnis hat weniger fehlendes Mitgefühl, sondern die grundsätzliche Unfähigkeit Gesunder, sich eine Form von Qualen vorzustellen, die völlig jenseits ihrer Alltagserfahrung liegt.

Für mich verbindet sich der Schmerz am ehesten mit Ertrinken oder Ersticken – doch selbst diese Vergleiche sind ungenau. William James, der jahrelang mit der Depression kämpfte, gab die Suche nach einem passenden Bild auf; in seinem Buch über *Die religiöse Erfahrung in ihrer Mannigfaltigkeit* deutete er an, wie nahezu unmöglich eine Wiedergabe ist: »Es handelt sich um eine regelrechte, aktive Angst, eine

Art psychischer Neuralgie, wie sie im normalen Leben gänzlich unbekannt ist.«
Der Schmerz dauerte während meines Gangs durch das Museum an und steigerte sich während der nächsten Stunden zu einem Crescendo, in dessen Verlauf ich im Hotel auf das Bett fiel und beinah bewegungsunfähig und in einer Trance höchster Pein an die Decke starrte. In solchen Zuständen war mein Kopf frei von rationalen Gedanken, deshalb *Trance*. Ein treffenderes Wort für diesen Zustand kann ich mir nicht denken, ein Zustand hilflosen Stupors, in dem diese »regelrechte, aktive Angst« jedes Begreifen verdrängte.
Einer der unerträglichsten Aspekte eines solchen Zwischenfalls war die Unfähigkeit einzuschlafen. Fast mein ganzes Leben lang war ich, wie unzählige andere Menschen, der Gewohnheit gefolgt, mir am Spätnachmittag ein wohltuendes Schläfchen zu gönnen, doch ist die Störung der üblichen Schlafgewohnheiten ein in seinen verheerenden Folgen bekanntes Zeichen der Depression; zur verhängnisvollen Schlaflosigkeit, mit der ich Nacht für Nacht geschlagen war, kam nunmehr der Affront dieser nachmittäglichen Schlaflosigkeit, ein vergleichsweise geringfügiges Übel, dennoch um so furchterregender, weil sie in den Stunden des heftigsten Elends zuschlug. Es war inzwischen unübersehbar, daß mir in meiner vollständigen Erschöpfung nicht einmal für ein paar Minuten Entspannung vergönnt war. Ich erinnere mich noch genau, wie mir, während ich da lag und Rose in meiner Nähe saß und las, der Gedanke durch den Kopf ging, daß meine Nachmittage und Abende beinah meßbar immer schlimmer wurden und dieser Vorfall hier der bislang schlimmste war.
Doch irgendwie gelang es mir, mich für das Abendessen mit – wem sonst? – Françoise Gallimard aufzurappeln, die zusammen mit Simone del Duca ein Opfer des scheußlichen Zwischenfalls am Mittag geworden war. Der Abend war stürmisch und rauh, ein naßkalter Wind fegte die Avenuen hinab, und

als Rose und ich Françoise, ihren Sohn und einen Freund im La Lorraine, einer glanzvollen Brasserie in der Nähe des Place de l'Etoile, trafen, fiel der Regen in Sturzbächen vom Himmel. Jemand aus der Gruppe, dem mein Geisteszustand auffiel, entschuldigte sich für den schlimmen Abend, doch erinnere ich mich, wie ich dachte, daß ich, selbst wenn dies einer der warm duftenden, mitreißenden Abende gewesen wäre, für die Paris berühmt ist, dennoch wie der Zombie darauf reagiert hätte, zu dem ich inzwischen geworden war. Das Wetter der Depression bleibt beständig, sein Licht ein dunkles Braun.

Und wie ein Zombie verlor ich im Lauf des Essens den del Duca-Scheck über $ 25 000. Ich hatte ihn in die innere Brusttasche meines Jacketts gesteckt, und als ich beiläufig die Hand dorthin schob, stellte ich fest, daß der Scheck fort war. Wollte ich das Geld »absichtlich« verlieren? Vor kurzem hatte mich der Gedanke tief beunruhigt, daß ich den Preis gar nicht verdiente. Ich glaube, daß wir uns in bestimmte Unglücksfälle unbewußt hineinstürzen, und deshalb war es leicht, in diesem Verlust nicht einen Verlust, sondern eine Art Zurückweisung zu sehen, Ergebnis dieses Selbstekels (erstes Merkmal der Depression), durch den ich überzeugt war, daß ich den Preis gar nicht verdiente, ja daß ich überhaupt nichts von der Anerkennung verdiente, die mir in den vergangenen Jahren zuteil geworden war.

Was immer der Grund für sein Verschwinden sein mochte, der Scheck war jedenfalls fort, und dieser Verlust verband sich nahtlos mit den anderen Mißgeschicken bei diesem Essen: Ich hatte keinen Appetit auf den großartigen *plateau de fruits de mer*, der mir vorgesetzt wurde, ich konnte mir nicht einmal ein gezwungenes Lachen abringen, und schließlich versagte auch noch meine Sprechfähigkeit vollständig. In diesem Stadium veranlaßte die grimmige *Innerlichkeit* des Schmerzes eine ungeheure Verstörung, die mich daran hinderte, Worte anders als mit einem heiseren Murmeln hervorzubringen; ich merkte, wie meine Augen glasig wurden, ich nur noch einzelne Silben hervorstieß, und ich merkte auch, wie meine französischen Freunde peinlich berührt auf meinen Zustand aufmerksam wurden. Inzwischen war es eine Szene aus einer schlechten Operette: Wir fast alle auf dem Boden, um nach dem verschwundenen Geld zu suchen. Gerade als ich andeutete, daß ich gehen müßte, fand Françoises Sohn den Scheck, der irgendwie aus meiner Tasche geglitten und unter den nächsten Tisch geflattert war. Wir gingen hinaus in die Regennacht. Als ich dann im Auto saß, dachte ich an Albert Camus und Romain Gary.

II

Als ich ein junger Autor war, gab es eine Phase, in der mehr als jede andere Figur der zeitgenössischen Literatur Camus radikal meinen Blick auf Geschichte und Gegenwart bestimmte. Ich las seinen Roman *Der Fremde* etwas später, als ich es hätte tun sollen – ich war Anfang Dreißig –, doch als ich damit fertig war, spürte ich, wie mich eine Erkenntnis durchzuckte, wie sie von der Lektüre eines Autors ausgeht, dem es gelungen ist, moralische Leidenschaft mit einem Stil von großer Schönheit zu vereinigen, und dessen unbeirrter Blick imstande ist, die Seele bis ins Mark zu erschüttern. Die kosmische Einsamkeit Mersaults, des Romanhelden, verfolgte mich mit einer solchen Heftigkeit, daß ich mich, als ich mit den *Bekenntnissen des Nat Turner* anfing, gedrängt fühlte, Camus' Kunstgriff zu übernehmen, die Geschichte aus der Sicht eines Erzählers ablaufen zu lassen, der während der Stunden vor seiner Hinrichtung in einer Gefängniszelle eingeschlossen ist. Für mich bestand ein geistiger Zusammenhang zwischen Mersaults eisiger Einsamkeit und der Not Nat Turners – hundert Jahre zuvor sein historischer Vorläufer –, da sie beide von Gott und den Menschen auf ähnliche Weise verlassen und verurteilt waren.

Camus' Essay *Die Guillotine* ist ein buchstäblich einzigartiges Dokument voll brennender Logik; kaum vorstellbar, daß selbst der rachsüchtigste Vertreter der Todesstrafe sich ungerührt der schneidenden Wahrheit zu stellen vermöchte, die hier mit soviel Begeisterung und Genauigkeit vorgetragen wird. Ich weiß, daß dieses Werk mein Denken unwiderruflich änderte, es nicht nur vollständig umkehrte, indem es mich davon überzeugte, wie ganz und gar barbarisch die Todesstrafe ist, sondern auch mein Gewissen mit Grundsätzen für allgemeine Verantwortlichkeit erfüllte. Camus wirkte reinigend auf meinen Verstand, befreite mich von unzähligen trägen Vorstellungen und ließ mich nach einer der schlimmsten pessimistischen Phasen, die mir im Leben zugestoßen waren, wieder neugierig werden auf das rätselhafte Versprechen des Lebens.

Die Enttäuschung darüber, Camus nie persönlich kennengelernt zu haben, wurde noch dadurch verstärkt, daß ich ihn nur knapp verfehlt hatte. Ich hatte vorgehabt, ihn 1960 zu treffen, als ich nach Frankreich fuhr. Aus einem Brief des Autors Romain Gary hatte ich erfahren, daß er ein Essen in Paris arrangieren wolle, bei dem ich Camus kennenlernen sollte. Der unerhört begabte Gary, den ich damals nur flüchtig kannte und der später ein enger Freund wurde, hatte mir mitgeteilt, daß Camus, den er häufig traf, mein *Geborgen im Schoße der Nacht* gelesen und bewundert hatte; natürlich war ich sehr geschmeichelt und betrachtete eine Begegnung als außerordentliches Ereignis. Doch bevor ich noch in Frankreich ankam, erreichte mich die schreckliche Nachricht: Camus hatte einen tödlichen Autounfall gehabt, mit grausam jungen sechsundvierzig Jahren.

Nie wieder ist mir der Verlust eines nicht persönlich Bekannten wohl so schmerzlich nahegegangen. Endlos grübelte ich über seinen Tod nach. Obwohl Camus nicht selber am Steuer saß, war ihm vermutlich bekannt, daß der Fahrer, der Sohn seines Verlegers, ein Raser war; die Umstände dieses Unfalls hatten etwas Tollkühnes, das beinah ans Selbstmörderische grenzte, wenigstens an ein Spiel mit dem Tod, und es blieb nicht aus, daß Vermutungen über den Unfall darauf zurückgingen, wie das Thema Selbstmord im Werk des Autors behandelt wurde. Eine der berühmtesten intellektuellen Aussagen in diesem Jahrhundert steht am Anfang des *Mythos von Sisyphus*: »Es gibt nur ein wirklich ernstes philosophisches

Problem: den Selbstmord. Die Entscheidung, ob das Leben sich lohne oder nicht, beantwortet die Grundfrage der Philosophie.« Als ich das zum ersten Mal las, war ich verwirrt und blieb es während des größten Teils der Lektüre, denn trotz der überzeugenden Logik und Beredsamkeit dieses Essays konnte ich vieles nicht begreifen. Immer wieder schlug ich mich vergeblich mit der Eingangshypothese herum, weil ich mit der Voraussetzung, daß jemand überhaupt nur näherungsweise auf die Idee kommen könnte, sich umzubringen, nicht zurechtkam.

Einen späteren Kurzroman, *Der Fall*, vermochte ich nur noch mit Einschränkungen zu bewundern; die Schuld und Selbstverurteilung des Anwalts, der in einer Bar in Amsterdam trübsinnig als Erzähler seinen Monolog abspinnt, kam mir ein wenig zu larmoyant und übertrieben vor. Aber als ich das las, konnte ich nicht erkennen, daß der Anwalt sich verdächtig wie ein Mann im Kampf mit der klinischen Depression benahm. Meine Unschuld war so groß, daß ich kaum von der Existenz dieser Krankheit wußte.

Camus hatte gelegentlich, erzählte mir Romain, seine eigene tiefe Mutlosigkeit angedeutet und von Selbstmord gesprochen. Manchmal sprach er im Scherz, doch war dieser Scherz wie saurer Wein und schlug Romain auf den Magen. Einen Selbstmordversuch unternahm Camus jedoch offenbar nicht, und deshalb ist es vielleicht kein Zufall, daß trotz des schwermütigen Grundtons die nüchterne Botschaft im Kern des *Mythos von Sisyphus* etwas von dem Gefühl hat, mit dem das Leben über den Tod triumphiert: Wenn es auch keine Hoffnung gibt, müssen wir dennoch ums Überleben kämpfen, und das tun wir auch – mit allem, was uns zu Gebote steht.

Erst nachdem einige Jahre vergangen waren, konnte ich akzeptieren, daß Camus' Äußerungen zum Selbstmord, überhaupt seine Beschäftigung mit diesem Thema, womöglich ebenso stark in einer hartnäckigen Stimmungsstörung wie in seiner Beschäftigung mit Ethik und Epistemologie gründeten.

Gary trug seine Vermutungen über Camus' Depression erneut in aller Ausführlichkeit im August 1978 vor, als ich ihm mein Gästehäuschen in Connecticut überlassen hatte und aus meinem Sommerhaus auf Martha's Vineyard kam, um ihm übers Wochenende einen Besuch abzustatten. Während unserer Unterhaltung hatte ich das Gefühl, daß Romains Mutmaßungen über den Ernst von Camus' immer wiederkehrender Verzweiflung an Gewicht dadurch gewannen, daß auch er unter Depression zu leiden begann und das auch freimütig bekannte. Sie mache ihn nicht handlungsunfähig, behauptete er, er habe sie unter Kontrolle, doch fühle er sie immer wieder, diese bleierne, vergiftete Stimmung in grüngrauer Tönung, die so gar nicht zur üppigen Farbenpracht des Hochsommers in Neuengland passen wollte.

Der in Litauen geborene russische Jude Romain schien schon immer von einer osteuropäischen Melancholie erfüllt gewesen zu sein, so daß es schwer war, eine Veränderung festzustellen. Dennoch litt er. Er sagte, er könne ansatzweise den Zustand der Verzweiflung verstehen, den ihm Camus geschildert habe.

Die Anwesenheit der Schauspielerin Jean Seberg, seiner in Iowa geborenen Frau, von der er schon lange geschieden war und mit der er sich, wie ich glaubte, auseinandergelebt hatte, war auch nicht dazu angetan, Gary aufzuheitern. Ich erfuhr, daß sie bei ihm war, weil ihr gemeinsamer Sohn Diego in der Nähe einen Tenniskurs besuchte. Da ich angenommen hatte, sie hätten sich getrennt, überraschte es mich, sie wieder mit Romain zusammenleben zu sehen. Mich überraschte auch – nein, schockierte und betrübte – ihr Aussehen: ihre einst zarte, wie durchscheinende blonde Schönheit war hinter einer verquollenen Maske verschwunden. Sie bewegte sich wie eine Schlafwandlerin, sagte nur wenig und hatte den star-

ren Blick von jemand, der beinah bis zur Katalepsie ruhiggestellt (oder unter Drogen oder beides) war. Ich merkte, wie sehr sie immer noch aneinander hingen, und seine Sorge um sie, zärtlich zugleich und väterlich, rührte mich.
Romain erzählte mir, daß Jean wegen der gleichen Störung behandelt wurde, die auch ihn befallen hatte, und erwähnte etwas von antidepressiver Medikamentierung, aber nichts davon machte besonderen Eindruck auf mich, fiel mir auch nicht als ungewöhnlich auf. Diese Erinnerung an meine relative Gleichgültigkeit ist wichtig, weil diese Gleichgültigkeit schlagend die Unfähigkeit des Außenstehenden verdeutlicht, die Natur der Krankheit zu erfassen. Camus' Depression und jetzt die Romain Garys – und mit Sicherheit auch die von Jean – waren bei allem Mitgefühl für mich abstrakte Beschwerden, und ich hatte nicht die Spur einer Ahnung von den tatsächlichen Ausmaßen oder der Art jenes Schmerzes, den so viele Opfer fühlen, während die tückische Kernschmelze im Kopf weitergeht.
An jenem Oktoberabend in Paris wußte ich, daß auch bei mir die Kernschmelze begonnen hatte. Und unterwegs zum Hotel hatte ich im Auto eine deutliche Offenbarung. Eine Unterbrechung des zirkadianen Zyklus' – des metabolischen und des Drüsenrhythmus', von entscheidender Bedeutung für unser tägliches Leben – scheint in vielen, wenn nicht in den meisten Fällen von Depression dazuzugehören. Daher kommt es so häufig zu der grausamen Schlaflosigkeit, und deshalb zeigt aller Wahrscheinlichkeit nach das tägliche Leidensmuster die einigermaßen vorhersagbaren Perioden von Verkrampfung und Entspannung.
Für mich kam die abendliche Entspannung – eine ungenügende aber spürbare Erleichterung, vergleichbar dem Wechsel von einem Sturzregen in einen regelmäßig niedergehenden Schauer – in den Stunden nach dem Abendessen und vor Mitternacht, wenn der Schmerz ein wenig nachließ und der Kopf

klar genug wurde, daß ich mich auf Dinge konzentrieren konnte, die jenseits des unmittelbaren Aufruhrs lagen, unter dem mein Organismus sich krümmte. Verständlich, daß ich diesen Zeitabschnitt herbeisehnte, denn manchmal fühlte ich mich so gut wie gesund, und in jener Nacht im Auto merkte ich, wie ich eine Ahnung von Klarheit wiedererlangte und mit ihr die Fähigkeit, rationale Gedanken zu fassen. Nachdem ich aber in der Lage gewesen war, mich in der Erinnerung an Camus und Romain Gary zu ergehen, merkte ich, daß meine weitergehenden Gedanken nicht gerade tröstlich waren.

Die Erinnerung an Jean Seberg erfüllte mich mit großer Trauer. Wenig mehr als ein Jahr nach unserer Begegnung in Connecticut nahm sie eine Überdosis Tabletten und wurde in einer Sackgasse, die von einer Pariser Avenue wegführte, in einem parkenden Wagen tot aufgefunden. Die Leiche hatte schon mehrere Tage dort gelegen. Im Jahr darauf saß ich mit Romain in der Brasserie Lipp bei einem langen Essen, in dessen Verlauf er mir erzählte, daß der Verlust Jeans, trotz der Schwierigkeiten, die sie miteinander hatten, seine Depression so verstärkt habe, daß er gelegentlich ganz und gar hilflos sei. Doch selbst da war ich noch nicht in der Lage, das Wesen seiner Bedrängnis zu begreifen.

Ich erinnerte mich, wie seine Hände zitterten und seine Stimme, obwohl er als Mittsechziger noch gar nicht so alt war, den keuchenden Klang des hohen Alters hatte. Es war oder konnte sein, ich merkte es jetzt, die Stimme der Depression. Auf dem Scheitelpunkt meiner schlimmsten Schmerzen hatte ich die gleiche ältliche Stimme. Ich sah Romain nicht mehr wieder. Claude Gallimard, der Vater von Françoise, hatte mir davon berichtet, wie Romain Gary – zweimal mit dem Prix Goncourt ausgezeichnet (einmal unter einem Pseudonym, mit dem er die Literaturkritiker genüßlich hereingelegt hatte), ein Held der Republik, tapferer Empfänger der Croix de Guerre, Diplomat, Lebemann, ein Schürzenjäger, wie er im Buche stand – 1980, nur wenige Stunden nach einem Essen, bei dem sich die beiden alten Freunde ruhig und entspannt, beschwingt sogar und alles andere als schwermütig unterhalten hatten, nach Hause in sein Appartement in der Rue du Bac ging und sich eine Kugel in den Kopf jagte.

Irgendwann während dieser Grübeleien trieb das Schild HÔTEL WASHINGTON durch mein Blickfeld und erinnerte mich an meine lange zurückliegende Ankunft in dieser Stadt, zugleich aber wurde mir mit aller Heftigkeit bewußt, daß ich niemals nach Paris zurückkehren würde. Diese Sicherheit überraschte mich und erfüllte mich mit neuer Angst, denn während Todesgedanken, die mir wie eisige Orkanböen durch den Kopf bliesen, in der Zeit meiner Zermürbung nichts Ungewöhnliches waren, so deutete sich mit ihnen doch ein Verhängnis an, von dem vermutlich auch Menschen träumen, die sich in der Gewalt einer anderen Bedrängnis befinden. Im Unterschied dazu wußte ich inzwischen mit vollkommener Sicherheit, daß ich morgen, wenn sich der Schmerz ein weiteres Mal auf mich herabsenkte, oder übermorgen – gewiß aber an einem nicht allzu weit entfernten Morgen – zu dem Schluß gezwungen sein würde, daß das Leben nicht mehr lebenswert sei. Zumindest für mich würde ich dann diese fundamentale philosophische Frage beantworten.

III

Selbst für die vielen, die wie ich Abbie Hoffman nur flüchtig kannten, war sein Tod im Frühjahr 1989 ein trauriges Ereignis. Er war knapp über fünfzig und zu jung und ganz offensichtlich auch zu lebensfroh, um so zu enden; bei fast jedem Selbstmord regen sich Gefühle von Enttäuschung und Trostlosigkeit, und Abbie Hoffmans Tod erschien mir besonders grausam. Ich war ihm zum ersten Mal während der wilden Tage und Nächte beim Parteitag der Demokraten 1968 in Chicago begegnet, wohin ich gefahren war, um für *The New York Review of Books* darüber zu schreiben, und später, 1970, gehörte ich zu denen, die für ihn und seine Mitangeklagten bei dem Prozeß aussagten, der ebenfalls in Chicago stattfand. Bei all den frommen Narreteien und den morbiden Verirrungen des amerikanischen Lebens bot seine Possenreißerei eine angenehme Abwechslung, und es fiel schwer, seine Rebellion und sein Brio, seinen anarchischen Individualismus nicht zu bewundern.

Ich wollte, ich hätte ihn während der vergangenen Jahre öfter getroffen; sein plötzlicher Tod hinterließ in mir ein spürbares Gefühl der Leere, wie das bei Selbstmorden meist der Fall ist. Doch war dieser Fall noch von einer eigenen Bitterkeit, was man wohl als eine bei vielen zu erwartende Reaktion ansehen mußte: das Leugnen, die Weigerung, den Selbstmord als Tatsache zu akzeptieren, als hätte der freiwillige Akt – anders als ein Unfall oder ein natürlicher Tod – den Ruch einer Missetat, die den Menschen und seinen Charakter kleiner machte.

Abbies Bruder trat schmerzgepeinigt und erregt im Fernsehen auf; man konnte nicht anders als mit Mitleid darauf reagieren, wie er versuchte, von der Selbstmord-These abzulenken. Abbie, sagte er, sei schon immer sorglos mit Tabletten umgegangen und hätte seine Familie niemals im Stich gelassen. Dennoch bestätigte der Gerichtsmediziner, daß Hoffman das Äquivalent von 150 Phenobarbituraten genommen hatte. Es ist nicht weiter erstaunlich, daß die Menschen, die einem Selbstmörder am nächsten stehen, so häufig und mit solchem Eifer die Wahrheit wegdiskutieren wollen; wahrscheinlich ist das Gefühl, selber verstrickt zu sein, sich persönlich schuldig gemacht zu haben, unvermeidlich – daß man die Tat hätte verhindern können, wenn man bestimmte Vorsichtsmaßnahmen ergriffen, wenn man sich anders verhalten hätte. Jedenfalls wird der Leidende – ganz gleich, ob er sich nun selber umgebracht oder es versucht oder auch nur Drohungen ausgestoßen hat – oft genug durch das Leugnen seiner Nächsten zu Unrecht zu jemandem, der sich eines Vergehens schuldig gemacht hat.

Ähnlich war der Fall von Randall Jarrell – einer der besten Lyriker und Literaturkritiker seiner Generation –, der 1965 eines Nachts in der Nähe von Chapel Hill in North Carolina von einem Auto erfaßt und getötet wurde. Daß sich Jarrell zu einer so ungewöhnlichen Stunde gerade auf diesem Abschnitt der Straße aufhielt, war nicht ohne weiteres zu erklären, und da es Vermutungen gab, er hätte sich absichtlich von dem Auto anfahren lassen, wurde zunächst daraus geschlossen, daß es sich bei seinem Tod um einen Selbstmord handelte.

Newsweek und andere Medien hielten sich daran, doch verwahrte sich Jarrells Witwe in einem Brief an das Magazin dagegen; es gab ein mordsmäßiges Gezeter bei vielen seiner Freunde und Anhänger, und schließlich bestätigten die Gerichtsmediziner, daß der Tod ein Unfall war. Jarrell hatte unter einer schlimmen Depression gelitten und war in klinischer Behandlung gewesen; nur wenige Monate vor seinem tragischen Unfall auf dem Highway hatte er sich im Krankenhaus die Pulsadern aufgeschnitten.

Jeder, dem das Auf und Ab in Jarrells Leben auch nur in Umrissen bekannt ist – einschließlich seiner heftigen Stimmungsschwankungen, seiner Anfälle rabenschwarzer Mutlosigkeit – und der außerdem wenigstens rudimentäre Kenntnisse in den Gefahrensignalen der Depression hat, wird das Urteil der Gerichtsmediziner ernsthaft bezweifeln. Doch ist das Stigma des selber herbeigeführten Todes für manche Menschen ein so hassenswerter Schandfleck, daß es ihn um jeden Preis auszulöschen gilt. (Mehr als zwei Jahrzehnte nach Jarrells Tod benutzte ein ehemaliger Schüler die Sommernummer 1986 des *American Scholar*, um sich anläßlich der Besprechung einer Ausgabe von Briefen des Lyrikers weniger bei einer literarischen oder biographischen Würdigung aufzuhalten, sondern um ein weiteres Mal zu versuchen, dieses schändliche Phantom Selbstmord auszutreiben.)

Randall Jarrell brachte sich mit größter Wahrscheinlichkeit um. Er tat das nicht etwa, weil er ein Feigling war oder moralisch instabil, sondern weil er unter einer Depression litt, die so verheerend war, daß er ihre Schmerzen nicht mehr ertragen konnte.

Wie weit verbreitet die allgemeine Ahnungslosigkeit über die wahre Natur der Depression ist, wurde erst vor einiger Zeit im Fall von Primo Levi deutlich. Dieser angesehene italienische Autor hatte Auschwitz überlebt und sich 1987 im Alter von siebenundsechzig Jahren ein Turiner Treppenhaus heruntergestürzt. Da ich selber von der Krankheit betroffen war, hatte ich ein überdurchschnittliches Interesse an Levis Tod. Als ich daher Ende 1988 in der *New York Times* einen Bericht über ein dem Autor und seinem Werk gewidmetes Symposium las, das an der New York University stattgefunden hatte, war ich an dem Artikel besonders interessiert, schließlich aber doch darüber entsetzt. Dem Bericht zufolge fühlten sich viele Teilnehmer, auf der ganzen Welt bekannte Autoren und Wissenschaftler, durch Levis Selbstmord verwirrt, verwirrt und enttäuscht.

Es war, als hätte dieser Mann, den sie alle so bewundert hatten und der in den Händen der Nazis so sehr gelitten hatte – ein Mann von beispielhaftem Durchhaltevermögen und ebensolcher Tapferkeit –, mit seinem Selbstmord eine Schwäche offenbart, einen Verlust an Charakterstärke, den zu akzeptieren ihnen schwerfiel. Angesichts eines schrecklichen Absolutums – Selbstvernichtung – reagierten sie mit Hilflosigkeit und (wie dem Leser nicht entging) einer Spur von Scham.

Mein Ärger darüber war so heftig, daß ich mich zu einem kurzen Artikel für die Kommentarseite der *New York Times* gedrängt fühlte. Ich trug mein Thema ohne große Umschweife vor: Wer nicht selber darunter gelitten hat, vermag sich die Qualen einer schweren Depression kaum vorzustellen, und sie verläuft oft genug tödlich, weil die Angst unerträglich wird. Solange sich in der Allgemeinheit nicht das Bewußtsein für das Wesen dieser Qualen verbreitet hat, wird es in vielen Fällen weiterhin schwer sein, den Selbstmord zu verhindern. Durch die heilende Wirkung der Zeit – und oft durch medizinische Hilfe und stationäre Behandlung – überleben die meisten Leute eine Depression, was vielleicht der einzige Segen ist; doch bei der tragisch großen Zahl derer, die sich zur Selbstzerstörung getrieben fühlen, ist ein Vorwurf so wenig angebracht wie bei den Opfern einer tödlichen Krebserkrankung.

In diesem Beitrag für die *New York Times* hatte ich meine Gedanken eher hastig und spontan niedergeschrieben, doch die Reaktion war genauso spontan – und gewaltig. Meinerseits war, wie ich glaubte, nicht besonders viel Originalität oder Mut erforderlich gewesen, um mich frei über Selbstmord und selbstmörderische Impulse zu äußern, doch hatte ich offensichtlich die Zahl der Menschen unterschätzt, für die das Thema tabuisiert war, etwas, womit man heimlich und voller Scham umging. Die überwältigende Reaktion ließ mich spüren, daß ich unabsichtlich mitgeholfen hatte, eine Geheimkammer zu öffnen, aus der viele herauswollten, um zu verkünden, daß auch sie die Gefühle erlebt hatten, die ich geschildert hatte. Dies ist der einzige Fall in meinem ist der einzige Fall in meinem ganzen Leben, wo es sich gelohnt hat, in meine eigene Privatsphäre eingedrungen zu sein und sie öffentlich gemacht zu haben.

Ich überlegte mir, daß bei soviel Unterstützung und in Verbindung mit meinen Erlebnissen in Paris als detailliertem Beispiel für das, was während einer Depression passiert, der Versuch nützlich sein könnte, einige meiner eigenen Erfahrungen mit der Krankheit aufzuzeichnen und dabei ein Bezugsschema zu schaffen, aus dem sich vielleicht der eine oder andere wertvolle Schluß ziehen ließe. Solche Schlüsse, darauf lege ich Wert, müssen auf das bezogen sein, was einem einzelnen zugestoßen ist. Wenn ich diese Gedanken aufschreibe, will ich mein eigenes Leiden nicht als typisch für etwas hinstellen, was anderen zustößt oder zustoßen kann. Depression ist in Ursache, Symptomen und Behandlung viel zu komplex, als daß sich unqualifizierte Schlüsse aus der Erfahrung eines einzelnen ziehen ließen. Obwohl Depression als Krankheit bestimmte unwandelbare Charakteristika hat, gibt es doch auch viele Besonderheiten; es war verblüffend, welch groteske Phänomene – von denen andere Patienten nichts berichten – sie in den labyrinthischen Windungen meines Kopfes bewerkstelligte.

Depression trifft Millionen direkt und weitere Millionen als Verwandte oder Freunde der Opfer. Man schätzt, daß fast jeder zehnte Amerikaner irgendwann unter der Krankheit leidet. Sie ist so ausdrücklich demokratisch wie ein Plakat von Norman Rockwell und schlägt unterschiedslos in jeder Altersgruppe, Rasse, bei jeder Glaubensgemeinschaft und Klasse zu, obwohl Frauen bei weitem stärker gefährdet sind als Männer. Die Liste der Berufe (Schneider, Schiffskapitäne, Sushiköche, Minister) unter den Patienten ist zu lang und langweilig, um sie hier wiederzugeben; der Hinweis genügt, daß nur ganz wenige Menschen kein potentielles Opfer der Krankheit sind, zumindest in ihrer milderen Form. Obwohl Depression sich ihre Opfer überall sucht, ist doch einigermaßen überzeugend nachgewiesen, daß der künstlerische Typ (der Dichter vor allem) für die Störung besonders anfällig ist – der in der schlimmeren, klinischen Form bis zu zwanzig Prozent durch Selbstmord zum Opfer fallen.

Schon einige wenige dieser durch Selbstmord zu Tode gekommenen Künstler, alle aus neuerer Zeit, ergeben eine traurige, dabei aber auch strahlende Namensliste: Hart Crane, Vincent van Gogh, Virginia Woolf, Arshile Gorky, Cesare Pavese, Romain Gary, Vachel Lindsay, Sylvia Plath, Henry de Montherlant, Mark Rothko, John Berryman, Jack London, Ernest Hemingway, William Inge, Diane Arbus, Tadeusz Borowski, Paul Celan, Anne Sexton, Sergej Esenin, Wladimir Majakowski – die Liste geht weiter. (Der russische Dichter Majakowski hatte den Selbstmord seines großen Zeitgenossen Esenin ein paar Jahre zuvor hart kritisiert, was all denen zur Warnung dienen sollte, die bei einem Fall von Selbstzerstörung schnell mit einem Urteil zur Hand sind.) Wenn man an diese verlorenen und dabei so ungeheuer kreativen Männer und Frauen denkt, muß man sich unbedingt ihrer Kindheit zuwenden, wo, soweit wir wissen, der Same der Krankheit verwurzelt ist; hätte einer von ihnen demnach eine Andeutung von der Hinfälligkeit der Psyche, ihrer heiklen Zerbrechlichkeit haben können? Und warum wurden gerade sie zerstört, während andere – mit ähnlichen Anlagen – noch einmal davonkamen?

IV

Als mir zum ersten Mal bewußt wurde, daß mich die Krankheit lahmgelegt hatte, spürte ich unter anderem das Bedürfnis, energisch gegen das Wort »Depression« zu protestieren. Mittlerweile hat sich herumgesprochen, daß Depression einmal »Melancholie« hieß, ein Wort, das im Englischen bereits im Jahr 1303 auftaucht und bei Chaucer mehr als einmal verwendet wird; er scheint sich auch über die pathologischen Nuancen dieses Worte im klaren gewesen zu sein. »Melancholie« wäre noch immer das bei weitem passendere und bezeichnendere Wort für die besonders schwarzen Spielarten der Störung, doch wurde es von einem Substantiv entthront, das sich viel nüchterner anhört und dem jeglicher gelehrter Anklang abgeht, ein Wort, das gleichermaßen die Bezeichnung für wirtschaftlichen Niedergang wie für eine Bodensenke ist, kurz: für eine so schlimme Krankheit eine richtige Worthülse.

Mag sein, daß der Wissenschaftler, dem die Prägung des Begriffs für die neuere Zeit zugeschrieben wird, ein zu Recht hochgeschätztes Mitglied der medizinischen Fakultät an der Johns Hopkins University – der aus der Schweiz stammende Psychiater Adolf Meyer –, kein Ohr für die feineren Rhythmen der englischen Sprache hatte und deshalb nicht ahnte, welchen semantischen Schaden er anrichtete, als er »Depression« als beschreibendes Substantiv für eine solch fürchterliche, rasende Krankheit anbot. Jedenfalls hat sich das Wort inzwischen über fünfundsiebzig Jahre unauffällig wie eine Schnecke durch die Sprache gearbeitet, dabei kaum Spuren seiner durchdringenden Bösartigkeit hinterlassen und durch seine Unbestimmtheit verhindert, daß allgemein klargeworden wäre, mit welcher Heftigkeit diese Krankheit wüten kann, wenn sie einmal außer Kontrolle geraten ist.

Ich habe bis an die Grenze des Erträglichen unter der Krankheit gelitten und bin doch zurückgekommen, um davon zu berichten; deshalb würde ich für einen wirklich prägnanten Begriff eintreten. Leider fällt beispielsweise schon »Brainstorm« aus; damit wird, ein wenig scherzhaft, intellektuelle Inspiration beschrieben. Allerdings müßte es etwas aus diesem Bereich sein. Wenn man sagt, daß sich die geistige Störung zu einem Sturm entwickelt hat – tatsächlich ähnelt eine klinische Depression am ehesten einem regelrecht heulenden Orkan im Gehirn –, wird auch der uninformierte Laie statt der üblichen Reaktion, die das Wort Depression auslöst (»Ach ja?« oder »Da kommst du drüber weg« oder »Wir haben alle mal einen schlechten Tag« oder ähnliches in dieser Güteklasse), möglicherweise etwas Sympathie aufbringen. Das Wort vom »Nervenzusammenbruch« scheint nicht mehr so gängig zu sein, und das gewiß zu Recht, da sich mit ihm die Vorstellung eines diffusen Mangels an Rückgrat verbindet, doch scheinen wir weiter mit »Depression« leben zu müssen, bis ein besserer, treffender Name geprägt wird.

Die Depression, die mich erfaßte, gehörte nicht zu jenem manischen Typus, der mit Euphorie einhergeht; sie hätte sich wohl bei mir aller Wahrscheinlichkeit nach früher gezeigt. Ich war bereits sechzig, als die Krankheit zum ersten Mal zuschlug, in ihrer »unipolaren« Form, die geradewegs nach unten führt. Was meine Depression »verursacht« hat, werde ich wohl nie herausfinden, wahrscheinlich auch kein anderer. Das wird mit ziemlicher Sicherheit auch in Zukunft nicht möglich sein, weil die miteinander verwobenen Faktoren von anormalem Verhalten, anormaler Chemie und Genetik zu komplex sind. Offensichtlich sind mehrere Komponenten beteiligt – vermutlich drei oder vier, sehr wahrscheinlich noch mehr, und das in unergründlichen Permutationen. Der größ-

ten Täuschung über den Selbstmord gibt man sich deshalb hin, wenn man bei der Suche nach den Ursachen an eine einzige direkte Antwort glaubt – oder womöglich miteinander verbundene Antworten.
Die unvermeidliche Frage »Warum hat er (oder sie) es getan?« führt gewöhnlich zu seltsamen Spekulationen, die zum größten Teil selber wieder Täuschungen sind. Für Abbie Hoffmans Tod war man schnell mit Gründen bei der Hand: Reaktion auf einen Autounfall, an dem er beteiligt war; Mißerfolg seines jüngsten Buchs; schwere Krankheit seiner Mutter. Bei Randall Jarrell war es eine abwärts verlaufende Karriere, was sich grausam in einem bösartigen Verriß und seiner daraus resultierenden Angst manifestierte. Bei Primo Levi wollten Gerüchte wissen, daß ihn die Pflege seiner gelähmten Mutter mehr belastet haben soll als seine Erlebnisse in Auschwitz.
Jeder einzelne Grund mag bei den drei Männern wie ein Pfahl im Fleisch gesteckt und sie gequält haben. Derartige Belastungen können sich verheerend auswirken und dürfen nicht unterschätzt werden. Und doch ertragen die meisten Menschen klaglos die gleichen Verletzungen, abwärts verlaufende Karrieren, böse Kritiken, Krankheitsfälle in der Familie. Die große Mehrheit der Auschwitz-Überlebenden hat es einigermaßen durchgestanden. Blutend, gebeugt von den Unbillen des Lebens, stolpern die meisten Menschen doch auf ihrem Lebensweg weiter, ohne daß sie eine echte Depression befiele. Um herauszufinden, warum manche in die abwärts drehende Spirale der Depression geraten, muß man jenseits der eigentlichen Krisis suchen – und kann dann doch nur gescheite Vermutungen anstellen.
Der Orkan, der mich im Dezember in ein Krankenhaus wehen sollte, begann im Juni zuvor mit einer Wolke, die nicht größer war als ein Weinpokal. Und zu der Wolke – der greifbar gewordenen Krisis – gehörte Alkohol, ein Mittel, das ich vierzig Jahre lang im Übermaß genossen hatte. Wie so viele

amerikanische Schriftsteller, deren manchmal tödliche Abhängigkeit vom Alkohol selber wieder einen Strom von Untersuchungen und Büchern hervorgebracht hat, benutzte ich Alkohol als magischen Weg zu Phantasie und Euphorie und zur Steigerung der Einbildungskraft.

Es ist hier nicht notwendig, den Gebrauch dieses tröstlichen, oft verstohlenen Partners, der zu meinem Schreiben soviel beigetragen hat, zu bereuen, ich kann ihn aber auch nicht verteidigen; obwohl ich keine einzige Zeile unter Alkoholeinfluß geschrieben habe, gebrauchte ich ihn doch – oft in Verbindung mit Musik –, um in meinem Kopf Bilder entstehen zu lassen, die einem unbeeinträchtigten, nüchternen Gehirn nicht zugänglich sind. Alkohol war als nicht ganz stiller Teilhaber von unschätzbarem Wert für meinen Intellekt, außerdem ein Freund, dessen Hilfe und Unterstützung ich täglich suchte – schon allein deshalb, wie ich jetzt weiß, um so meine Angst und das beginnende Grauen einzudämmen, die ich irgendwo in den Verliesen meines Geistes so lange versteckt hatte.

Das Problem bestand zu Beginn jenes Sommers darin, daß ich im Stich gelassen wurde. Es traf mich ganz plötzlich, beinah über Nacht: Ich konnte nicht mehr trinken. Als hätte sich mein Körper im Protest erhoben und mit meinem Geist verschworen, dieses tägliche Stimmungsbad zurückzuweisen, das ihm so lange willkommen war und das er – wer weiß? – inzwischen vielleicht sogar brauchte.

Diese Erfahrung haben viele Trinker beim Älterwerden gemacht. Ich habe den Verdacht, daß die Krisis zumindest teilweise stoffwechselbedingt war – die Leber rebellierte, als wenn sie sagen wollte: »Nichts mehr, nichts« –, jedenfalls merkte ich, daß mir Alkohol schon in kleinsten Mengen, sogar schon ein Mundvoll Wein, Übelkeit verursachte, eine verzweifelte, unangenehme Benommenheit, das Gefühl zu versinken und schließlich heftigen Ekel. Der trostspendende

Freund hatte mich nicht allmählich und zögernd verlassen, wie das ein wahrer Freund getan hätte, sondern blitzschnell – und ich war buchstäblich aufgelaufen und dabei ohne Halt.

Zum Abstinenzler hatte mich nicht meine Willensstärke gemacht; ich hatte keine andere Wahl: Die Situation verstörte mich, sie war aber auch traumatisch, und ich datiere den Ausbruch meiner Stimmungsstörung auf den Beginn dieses Entzugs. Nach den Gesetzen der Logik hätte ich überglücklich sein müssen, daß der Körper so rasch eine Substanz aufgab, die die Gesundheit untergrub; es war, als hätte mein Organismus eine Art Gegenanzeige zum Abusus entwickelt, die mir erlaubte, fröhlich meinen Weg zu gehen, vollauf zufrieden damit, daß ein Trick der Natur mich aus einer schädlichen Abhängigkeit befreit hatte.

Statt dessen begann ich eine vage beunruhigende Krankheit zu erleben, das Gefühl, daß in dem gewohnten Universum, in dem ich so lange und so bequem gelebt hatte, etwas schiefgelaufen war. Obwohl es nicht ungewöhnlich ist, daß sich eine Depression meldet, wenn man mit dem Trinken aufhört, ist sie in ihrem Ausmaß jedoch nicht bedrohlich. Doch sollte man deshalb nicht vergessen, wie verschieden jeweils die Gesichter der Depression sein können.

Zunächst war es nicht besonders alarmierend, weil die Veränderung fast unmerklich war, doch beobachtete ich immerhin einen gelegentlichen, atmosphärischen Wandel meiner Umgebung: Die Schatten der Dämmerung schienen düsterer, der Morgen war weniger heiter, Spaziergänge in den Wäldern wurden weniger schwungvoll, und während meiner Arbeitsstunden am späten Nachmittag gab es einen Moment, wo mich, für wenige Minuten nur, eine Art Panik und Angst überkam, die von einem unguten Gefühl in den Eingeweiden begleitet war – derartige Anfälle waren zumindest ein kleines Alarmzeichen. Jetzt, beim Niederschreiben dieser Erinnerungen, wird mir bewußt, daß mir hätte klar sein müssen, wie sehr ich bereits in die Gewalt einer Stimmungsstörung geraten war, doch zum damaligen Zeitpunkt hatte ich nicht die leiseste Ahnung von meinem Zustand.

Wenn ich über die seltsame Änderung meiner Gefühle nachdachte – und sie erstaunte mich immerhin so, daß ich es von Zeit zu Zeit tat –, setzte ich voraus, daß alles irgendwie mit meinem erzwungenen Verzicht auf den Alkohol zu tun hatte. Und natürlich war das bis zu einem gewissen Grad auch richtig. Heute jedoch bin ich überzeugt, daß mir der Alkohol einen üblen Streich spielte, als wir einander Lebewohl sagten: Obwohl er, wie jedem klar sein sollte, erheblich depressionsfördernd wirkt, hat er mich während meiner Trinkerlaufbahn nie regelrecht depressiv gemacht, sondern eher wie ein Schutzschild gegen die Angst gewirkt.

Nun, plötzlich verschwunden, konnte der große Verbündete, der so lange meine Dämonen in Schach gehalten hatte, diese Dämonen daran nicht mehr hindern, durch mein Unterbewußtsein zu schwärmen, und ich blieb emotional nackt zurück, verwundbar, wie ich es nie zuvor gewesen war. Ohne Zweifel hatte die Depression mich schon jahrelang umkreist und auf einen geeigneten Moment gelauert, um zuzustoßen. Jetzt befand ich mich im ersten Stadium des schwarzen Orkans der Depression – eine Warnung, wie ein Wetterleuchten, das man kaum wahrnimmt.

Während dieses ungewöhnlich schönen Sommers befand ich mich auf Martha's Vineyard, wo ich seit den sechziger Jahren jeweils einen großen Teil des Jahres verbringe. Doch inzwischen konnte ich mich für die Annehmlichkeiten der Insel nicht mehr so recht erwärmen. Ich fühlte mich benommen, überstrapaziert, vor allem merkwürdig gebrechlich – als wäre mein Körper tatsächlich zerbrechlich, überempfindlich geworden, irgendwie verrenkt und ungelenk, ohne die gewohnte Koordination in der Bewegung. Und bald war ich in

den Kampf mit einer alles durchdringenden Hypochondrie verstrickt.
Nichts schien bei meinem körperlichen Ich in Ordnung zu sein; ich litt unter Zuckungen und Schmerzen, die manchmal nachließen, oft aber auch anzuhalten und damit alle möglichen schlimmen Beschwerden anzukündigen schienen. (Bei diesen Symptomen wird verständlich, warum schon im 17. Jahrhundert – in den Aufzeichnungen zeitgenössischer Ärzte und in den Beobachtungen von John Dryden und anderen – eine Verbindung zwischen Melancholie und Hypochondrie hergestellt wurde; die Begriffe sind häufig austauschbar und wurden bis ins 19. Jahrhundert von so unterschiedlichen Autoren wie Sir Walter Scott und den Brontë-Schwestern auch so verwendet – für die Brontës bestand auch ein Zusammenhang zwischen der Melancholie und der intensiven Beschäftigung mit körperlichen Beschwerden.) Nur zu begreiflich, daß dieser Zustand Teil des psychischen Abwehrsystems ist: Der Kopf ist nicht bereit, seinen eigenen drohenden Niedergang hinzunehmen, und erklärt deshalb dem ihm innewohnenden Bewußtsein, daß der Körper mit seinen möglicherweise reparablen Defekten – und nicht der kostbare, unersetzliche Verstand – durchdreht.
In meinem Fall waren die Auswirkungen insgesamt ungeheuer verstörend, verstärkten das Angstgefühl, das mich mittlerweile in den wachen Stunden nicht mehr verließ, und nährten ein weiteres seltsames Verhaltensmuster – eine nervöse Unrast hielt mich auf Trab und beunruhigte meine Familie und meine Freunde.
Im Spätsommer flog ich einmal nach New York und leistete mir dabei den verhängnisvollen Fehler, einen Whisky mit Soda hinunterzuschütten – der erste Alkohol seit Monaten, der mich auf der Stelle ins Trudeln brachte und ein solch schreckliches Gefühl von Krankheit und persönlichem Untergang verursachte, daß ich schon am nächsten Tag zu einem

Internisten in Manhattan eilte, der eine umfangreiche Testreihe begann.
Normalerweise hätte es mich zufriedengestellt, sogar erleichtert, als mich der Arzt nach drei Wochen sündhaft teurer High-Tech-Untersuchungen für vollkommen gesund erklärte; und ich *war* glücklich, ein oder zwei Tage lang, bis wieder die rhythmische, tagtägliche Erosion meines Gemüts begann – Angst, Erregung, grundlose Furcht.
Inzwischen war ich wieder in mein Haus in Connecticut zurückgekehrt. Es war Oktober, und von diesem Stadium meiner Störung ist mir unvergeßlich, wie meine eigene Farm, die dreißig Jahre lang mein Zuhause gewesen war, jedesmal, wenn meine Stimmung auf den Tiefpunkt sank, für mich eine fast greifbare Unheimlichkeit annahm.
Das verblassende Abendlicht – wie die berühmte *»Lichtschräge«* bei Emily Dickinson, die sie an ihren eigenen Tod gemahnt hatte, an kaltes Verlöschen – hatte nichts von der vertrauten herbstlichen Schönheit, sondern spann mich mit alles erstickender Düsternis ein. Ich wunderte mich, wie dieser freundliche Ort, der in der Erinnerung (wieder ihre Worte) von »Buben und Mädchen« wimmelte, von »Lachen und Können und Seufzen, / Und Kleidern und Locken«, beinah greifbar so feindselig und abweisend sein konnte.
Niemals war ich vollkommen allein. Wie immer war Rose bei mir und hörte sich mit nie nachlassender Geduld meine Beschwerden an. Dennoch spürte ich eine grenzenlose, schmerzhafte Einsamkeit. Während dieser Stunden am Nachmittag, die jahrelang meine Arbeitszeit gewesen waren, vermochte ich mich nicht mehr zu konzentrieren, und das Schreiben selber wurde immer schwieriger, erschöpfte mich zunehmend, kam zum Stillstand und hörte schließlich ganz auf.
Erschreckende, sprunghafte Angstanfälle traten auf. Während eines Spaziergangs, den ich an einem strahlenden Tag

mit meinem Hund im Wald unternahm, hörte ich hoch über den Bäumen mit ihren buntleuchtenden Blättern einen Schwarm kanadischer Wildgänse schreien; normalerweise hätte mich dieser Anblick und dieses Geräusch erfreut, doch jetzt ließen mich die Vögel voller Angst stehenbleiben, und verlassen stand ich da, hilflos zitternd. Zum ersten Mal wurde mir klar, daß ich keineswegs unter den Entzugsschmerzen zu leiden hatte, sondern daß es sich um eine schwere Krankheit handelte, deren Name und Vorhandensein ich endlich bereit war anzuerkennen. Auf dem Heimweg ging mir jener Vers Baudelaires nicht mehr aus dem Kopf, der aus einer fernen Vergangenheit kam und sich schon seit Tagen in mein Bewußtsein zu drängen versucht hatte. Baudelaire sprach von den Flügeln des Wahnsinns, die an ihm vorüberrauschten.
Unser möglicherweise begreifliches modernes Bestreben, die Ecken und Kanten so vieler Leiden, die auf uns gekommen sind, abzuschleifen, hat uns auch die brutalen altmodischen Wörter Irrenhaus, Asyl, Geisteskrankheit, Melancholie, Verrückter und Wahnsinn auf den Index setzen lassen. Es sollte jedoch keinen Zweifel daran geben, daß Depression in ihrer schlimmsten Ausprägung nichts anderes ist als Wahnsinn.
Wahnsinn ist die Folge eines anormalen biochemischen Prozesses. Mit ziemlicher Sicherheit steht inzwischen fest (nach heftigem Widerstand vieler Psychiater, und das ist noch nicht allzu lange her), daß Wahnsinn chemisch innerhalb der Neurotransmitter des Gehirns entsteht, möglicherweise infolge einer Überbeanspruchung des Organismus, die aus unbekannten Gründen eine Reduzierung der Chemikalien Norepinphrin und Serotonin und eine erhöhte Zufuhr des Hormons Cortisol verursacht. Bei diesem ganzen Aufruhr in den Gehirnzellen, dem Wechsel zwischen Zufuhr und Entzug, ist es kein Wunder, wenn der Verstand sich allmählich gekränkt, verwundet fühlt und daß die verwirrten Gedanken das Leiden eines sich in Krämpfen windenden Organs registrieren.

Manchmal, wenn auch nicht oft, rettet sich ein derart verstörter Kopf in gewalttätige Gedanken, die gegen andere gerichtet sind. Doch da ihr Verstand qualvoll nach innen gewandt ist, gefährden Menschen, die unter einer Depression leiden, meist nur sich selber. Der Wahnsinn der Depression ist, ganz allgemein, die Antithesis von Gewalt. Zwar ist es ein Orkan, aber einer aus Nebelschwaden. Die verlangsamten Reaktionen zeigen sich bald, eine Lähmung fast, die psychische Energie ist fast völlig gedrosselt. Zuletzt ist auch der Körper betroffen, fühlt sich geschwächt, ausgelaugt.

In jenem Herbst, als die Störung meinen Organismus allmählich vollständig in Besitz nahm, merkte ich auch, daß mein Verstand einer jener veralteten Telefonanlagen in kleinen Orten glich, die von einer Flut überschwemmt wird: Eines nach dem anderen gingen die Netzwerke unter und führten dazu, daß einige Körper- und beinah alle instinktiven und intellektuellen Funktionen sich langsam abschalteten.

Für einige dieser Funktionen und ihr Versagen gibt es eine bekannte Checkliste. Bei mir gaben die Funktionen ziemlich genau nach Plan auf, viele folgten dem Schema depressiver Anfälle. Besonders erinnere ich mich an den beklagenswerten Beinah-Verlust meiner Stimme. Sie machte eine seltsame Veränderung durch, wurde gelegentlich ganz schwach, keuchend und krampfhaft – ein Freund bemerkte später, es sei die Stimme eines Neunzigjährigen gewesen. Die Libido starb ebenfalls früh ab, wie das bei den meisten schweren Erkrankungen der Fall ist – das überflüssige Bedürfnis eines Körpers im Belagerungszustand. Viele verlieren völlig den Appetit; meiner war vergleichsweise normal, doch merkte ich, daß ich nur aus Überlebensgründen aß: Essen besaß für mich, wie alles andere sinnlich Wahrnehmbare, überhaupt keinen Reiz mehr. Die verheerendste Instinktstörung war jedoch, daß ich nicht schlafen konnte; außerdem blieben alle Träume aus.

Erschöpfung in Verbindung mit Schlaflosigkeit ist eine selten grausame Folter. Die zwei, drei Stunden Schlaf, zu denen ich nachts kam, verdankte ich stets Halcion – eine Substanz, die besondere Aufmerksamkeit verdient. Schon längere Zeit haben Experten der Psychopharmakologie vor der Tatsache gewarnt, daß die Benzodiazepine-Familie der Tranquilizer, zu denen Halcion gehört (Valium und Ativan sind weitere), in der Lage ist, Stimmungen zu dämpfen und sogar eine regelrechte Depression herbeizuführen. Mehr als zwei Jahre vor meiner Krankengeschichte hatte mir ein sorgloser Arzt als Schlafmittel Ativan verschrieben und mir dabei fröhlich versichert, ich könne es so unbedenklich nehmen wie Aspirin. Aus *Physician's Desk Reference*, der pharmakologischen Bibel, geht hervor, daß das Medikament, das ich eingenommen habe, (a) in der Dosis dreimal so stark war wie üblich, (b) nicht länger als etwa einen Monat eingenommen werden sollte und daß es (c) bei Patienten meines Alters mit besonderer Vorsicht zu verschreiben sei. Zu der Zeit, von der ich spreche, nahm ich kein Ativan mehr, sondern war von Halcion abhängig geworden, das ich in großen Mengen schluckte. Der Gedanke ist bestimmt nicht ganz von der Hand zu weisen, daß ich mir damit noch einen weiteren Faktor eingehandelt hatte, der zu meinen Schwierigkeiten beitrug. Anderen sollte das eine Warnung sein.

Jedenfalls waren meine wenigen Stunden Schlaf gewöhnlich um drei oder vier Uhr morgens beendet. Ich starrte dann in die gähnende Dunkelheit, grübelte leiderfüllt über die Verheerungen, die sich in meinem Kopf abgespielt hatten, und wartete auf die Dämmerung, die mir normalerweise einen fieberhaften, traumlosen kurzen Schlaf gönnte.

Ich bin mir ziemlich sicher, daß mir in einem dieser schlaflosen Trancezustände klar wurde – eine groteske und schockierende Offenbarung einer lange verhüllten metaphysischen Wahrheit vergleichbar –, daß mich dieser Zustand, wenn er anhielt, das Leben kosten würde. Das muß kurz vor meiner

Reise nach Paris gewesen sein. Der Tod war jetzt, wie schon gesagt, eine alltägliche Gegenwart; er wehte in kalten Böen über mich hin. Noch hatte ich nicht genau begriffen, wie mein Ende kommen würde. Soll heißen: Noch konnte ich die Vorstellung eines Selbstmords in Schach halten. Doch offensichtlich bestand die Möglichkeit, und ich würde mich ihr bald stellen müssen.

Ich hatte erkannt, daß auf geheimnisvolle Weise, weit entfernt von der Alltagserfahrung, das graue Nieseln des Schreckens, das die Depression hervorruft, die Form körperlicher Schmerzen annehmen kann. Doch handelt es sich nicht um einen unmittelbar identifizierbaren Schmerz wie etwa bei einem Knochenbruch. Es träfe den Sachverhalt genauer, wenn man sagte, durch einen üblen Trick, den die im kranken Gehirn mitwohnende Psyche diesem spielt, gleicht die Verzweiflung dem diabolischen Unbehagen, das man empfindet, wenn man in einem gräßlich überheizten Zimmer eingeschlossen ist. Und weil kein Lufthauch lindernd in diesen Hexenkessel dringt, weil es keinen Ausweg aus diesem erstikkenden Gefängnis gibt, ist es nur natürlich, wenn das Opfer unablässig an Bewußtlosigkeit zu denken beginnt.

V

Einer der Momente, die einem von *Madame Bovary* besonders im Gedächtnis haften bleiben, ist jene Szene, in der die Heldin Hilfe beim Dorfpriester sucht. Von Schuldgefühlen gequält, verzweifelt, elendig deprimiert, versucht die Ehebrecherin Emma – letztendlich auf den Selbstmord zusteuernd –, den Abbé dazu zu bewegen, ihr einen Ausweg aus ihrem Elend zu zeigen. Doch der Priester, ein schlichter Mensch und nicht übermäßig klug, kann nur an seiner fleckigen Soutane zupfen, seinen Meßdienern beunruhigt etwas zurufen und christliche Platitüden anbieten. Emma geht weiter auf ihrem stillen Weg des Wahnsinns, ohne Trost von Gott und den Menschen.

In meinem Verhältnis zu dem Psychiater, den ich Dr. Gold nennen will und den ich sofort nach meiner Rückkehr aus Paris zu konsultieren begann, kam ich mir ein wenig wie Emma Bovary vor. Die Verzweiflung hatte mit ihrem erbarmungslosen täglichen Trommeln begonnen. Nie zuvor hatte ich wegen irgend etwas einen Psychotherapeuten aufgesucht, ich kam mir deshalb komisch vor, auch etwas abwehrend; mein Schmerz war inzwischen so heftig geworden, daß ich es für ziemlich unwahrscheinlich hielt, daß das Gespräch mit einem anderen Sterblichen, und sei es selbst einer mit professioneller Erfahrung in Stimmungsstörungen, mein Elend würde lindern können. Madame Bovary kam genauso zögernd und zweifelnd zum Priester.

Dabei ist unsere Gesellschaft so angelegt, daß Dr. Gold, oder einer wie er, jene Autorität darstellt, an die man sich in einer Krise zu wenden gezwungen ist. Eigentlich auch keine üble Einrichtung, denn Dr. Gold – Studium in Yale, hochqualifiziert – liefert wenigstens einen Brennpunkt, auf den man seine absterbenden Energien richten kann, er bietet Trost, wenn auch keine Hoffnung, und er hört sich fünfzig Minuten lang den Erguß an Klagen an; er verschafft damit nicht zuletzt auch der Frau des Opfers Erleichterung. Wenn ich auch niemals eine mögliche Wirksamkeit im frühen Stadium oder bei milderen Formen der Krankheit – oder beispielsweise bei den Nachwirkungen eines ernsten Anfalls – in Frage stellen würde, vermochte mir die Psychotherapie dennoch in jenem fortgeschrittenen Stadium, in dem ich mich bereits befand, praktisch überhaupt nicht mehr zu helfen. Der konkrete Anlaß, für den ich Dr. Gold aufsuchte, bestand darin, daß ich Linderung mit Hilfe der Pharmakologie suchte – obwohl, ach, auch sie für das am Boden liegende Opfer, das ich inzwischen geworden war, nur eine weitere Schimäre war.

Er fragte mich, ob ich suizidgefährdet sei, und zögernd sagte ich ja. Ich ging nicht weiter ins Detail – dafür schien es keinen Anlaß zu geben –, sagte ihm nichts davon, daß in meinem Haus viele Dinge bereits potentielle Hilfsmittel zu meiner Selbstzerstörung geworden waren: die Dachsparren auf dem Boden (und draußen ein oder zwei Ahornbäume), um mich aufzuhängen; die Garage ein Ort, um dort Kohlenmonoxyd einzuatmen; die Badewanne ein Gefäß, in welches das aus meinen geöffneten Arterien strömende Blut lief. Die Küchenmesser in den verschiedenen Schubladen hatten für mich nur noch eine einzige Funktion. Tod durch Herzanfall schien mir besonders willkommen, da er mich von eigener Verantwortung befreit hätte. Ich hatte auch mit der Idee gespielt, mir absichtlich eine Lungenentzündung zuzuziehen – ein langer, verkühlender Spaziergang in Hemdsärmeln durch den regennassen Wald. Auch hatte ich nicht die Möglichkeit eines scheinbaren Unfalls à la Randall Jarrell übersehen, indem ich etwa auf dem nahe gelegenen Highway vor einen Laster lief.

Diese Überlegungen klingen vielleicht seltsam und makaber –

ein zu weit getriebener Witz –, aber sie sind authentisch. Zweifellos wirken sie vor allem auf die gesunden Amerikaner mit ihrem Glauben an Selbstverbesserung abstoßend. Und doch sind derartig scheußliche Phantasien, bei denen jedem Gesunden ein Schauer über den Rücken läuft, für das in tiefste Depression verfallene Gemüt in Wahrheit nichts anderes als jene lüsternen Tagträume, wie sie Leute mit normal entwickelter Sexualität erleben.

Dr. Gold und ich begannen, zweimal wöchentlich zu schwatzen, doch hatte ich ihm nur wenig zu erzählen, konnte nur vergeblich versuchen, meine Verzweiflung zu schildern. Viel konnte er mir nicht sagen, was mir genützt hätte. Er verabreichte keine christlichen Platitüden, doch waren sie beinah ebenso wirkungslos, weil sie geradewegs aus dem *Diagnostic and Statistical Manual of the American Psychiatric Association* kamen (das ich, wie erwähnt, zum größten Teil bereits gelesen hatte), und der Trost, den er mir anbieten konnte, war ein antidepressives Medikament namens Ludiomil. Diese Pille machte mich nervös, auf unangenehme Art hyperaktiv, und als nach zehn Tagen die Dosis erhöht wurde, blockierte sie mir eines Nachts für mehrere Stunden die Blase.

Als ich Dr. Gold von dieser Komplikation erzählte, bekam ich zu hören, daß zehn weitere Tage zu vergehen hätten, bis mein Organismus die Droge abgebaut habe; erst dann könne mit einer anderen Pille ein neuer Versuch gemacht werden. Zehn Tage kommen jemandem, der auf eine solche Folterbank gefesselt ist, wie zehn Jahrhunderte vor – und dabei ist noch nicht einmal eingerechnet, daß bei der Verordnung einer neuen Pille wiederum einige Wochen abgewartet werden müssen, ehe sie wirkt, wobei Erfolg noch lange nicht garantiert ist.

Damit wären wir beim Thema Psychopharmaka. Man wird der Psychiatrie zugute halten müssen, daß sie weiter versucht, Depressionen pharmakologisch zu behandeln. Daß

Lithium verschrieben wird, um bei manischer Depression Gemütsstörungen zu stabilisieren, bedeutet medizinisch gesehen einen großen Fortschritt; diese Droge wird auch bei vielen Fällen unipolarer Depression erfolgreich eingesetzt. Ohne Zweifel haben Tabletten in bestimmten harmloseren Fällen und einigen chronischen Formen der Krankheit (den sogenannten endogenen Depressionen) sich als unschätzbar erwiesen, weil es mit ihrer Hilfe gelungen ist, den Verlauf einer schwerwiegenden Störung entscheidend zu ändern.

Aus Gründen, die mir noch immer nicht ersichtlich sind, konnten weder die Tabletten noch die Psychotherapie meinen Sturz in die Tiefe verhindern. Wenn ich dem Glauben schenken darf, was mir Kapazitäten auf diesem Gebiet sagten – und dazunehme, was mir Ärzte versicherten, die ich persönlich kennen und schätzen lernte –, dann ordnete mich der bösartige Verlauf meiner Krankheit einer bestimmten Minderheit unter den Patienten zu, die besonders heftig zu leiden hat und deren Leid völlig außer Kontrolle geraten ist.

Allerdings will ich nicht den Anschein erwecken, als wüßte ich nichts von der erfolgreichen Behandlung, die die meisten Opfer der Depression schließlich doch erfahren. Besonders in ihrem Anfangsstadium ist die Krankheit vielversprechend mit bestimmten Methoden wie etwa kognitiver Therapie – allein oder in Verbindung mit Tabletten – oder anderen ständig neu entwickelten psychiatrischen Vorgehensweisen zu bekämpfen. Schließlich besteht bei den meisten Patienten kein Anlaß zu stationärer Behandlung; sie unternehmen auch keine Selbstmordversuche.

Doch solange kein schnellwirkendes Mittel erfunden ist, wird man sich nur mit aller gebotener Vorsicht auf die pharmakologische Heilung einer schweren Depression verlassen dürfen. Daß diese Pillen nicht die erwünschte schnelle Wirkung haben – ein Mangel, der gegenwärtig die Regel ist –, ist in gewisser Weise vergleichbar mit dem Unvermögen beinah al-

ler Tabletten, gravierende bakterielle Infektionen zu verhindern, als die mit Antibiotika wirkenden Medikamente noch nicht entwickelt waren – und es kann ebenso gefährlich sein.
Deshalb konnte ich mir von meinen Sitzungen bei Dr. Gold nicht eben viel erwarten. Bei meinen Besuchen tauschten wir weiter Platitüden aus. Die meinen inzwischen nur mehr stokkend artikuliert – denn mein Reden, das sich meinem Gang anpaßte, hatte sich zum stimmlichen Äquivalent eines Schlurfens verlangsamt – und sie waren mit Sicherheit ebenso ermüdend wie die seinen.
Trotz der nach wie vor höchst zögernden Behandlungsmethoden hat die Psychiatrie auf der analytischen und philosophischen Ebene erheblich zum Verständnis der Ursprünge der Depression beigetragen. Auch wenn offensichtlich noch immer viel unerforscht ist (und die Depression mit Sicherheit in weiten Teilen ein Rätsel bleiben wird, weil die Krankheit in sich idiopathisch ist, ihre Faktoren einem ständigen gegenseitigen Austausch unterworfen sind), hat sich ein psychologisches Element als völlig unbezweifelbar herausgeschält, und das ist die Vorstellung des Verlustes.
Verlust in all seinen Erscheinungsformen ist der Prüfstein der Depression – im Fortschreiten der Krankheit und mit größter Wahrscheinlichkeit auch in ihrem Ursprung. In einem späteren Stadium kam ich nach und nach zu der Überzeugung, daß aller Wahrscheinlichkeit nach ein verheerender Verlust in der Kindheit den Ursprung meiner Störung bildete; nun, da ich meinen retrograden Zustand beobachtete, fühlte ich bei jeder Gelegenheit Verluste. Der Verlust an Selbstachtung ist ein berüchtigtes Symptom, und mein Selbstgefühl war, zusammen mit aller Selbständigkeit, tatsächlich so gut wie verschwunden. Dieser Verlust kann schnell in Abhängigkeit ausarten und von Abhängigkeit in kindliche Furcht. Man fürchtet den Verlust aller Dinge, aller Menschen, die einem lieb und wert sind. Groß ist die Angst vor dem Verlassenwerden. Wenn ich

auch nur einen Augenblick allein zu Hause war, geriet ich in äußerste Panik und Beklommenheit.
Die bizarrste und unbehaglichste Vorstellung, die mir aus dieser Zeit noch vor Augen steht, ist die von mir als Viereinhalbjährigem, wie ich im Schlepptau meiner leidgeprüften Frau über einen Markt trotte; nicht einen Augenblick wollte ich die unendlich geduldige Seele aus den Augen verlieren, die mein Kindermädchen, meine Mammi, Trösterin, Priesterin und vor allem meine Vertraute geworden war – eine verläßliche Ratgeberin, ein Fels in meiner Existenz, und ihre Weisheit überstieg bei weitem die von Dr. Gold. Ich wage die Behauptung, daß sich manche Folgeerscheinungen der Depression abwenden ließen, wenn den Opfern die gleiche Unterstützung zuteil würde, wie ich sie von ihr erfuhr. Doch vorläufig griff mein Verlustgefühl um sich und steigerte sich zunehmend.
Sobald man sich den letzten Tiefen der Depression nähert – mit anderen Worten also, bevor man jenes Stadium erreicht hat, in dem man Selbstmord begeht und nicht mehr nur über die Möglichkeit nachdenkt –, ist das eigentliche Verlustgefühl mit dem Bewußtsein verknüpft, daß einem das Leben mit erhöhter Geschwindigkeit entgleitet. Man entwickelt heftige Zuneigungen. Lächerliche Dinge – meine Lesebrille, ein Taschentuch, ein bestimmtes Schreibutensil – wurden zu Objekten meiner verrückten Besitzgier. Jedesmal, wenn ein Gegenstand vorübergehend verlegt war, erfüllte mich wahnsinnige Bestürzung; jedes Teil war greifbare Erinnerung an eine Welt, die bald ausgelöscht sein würde.
Der November kam, trostlos, rauh und kalt. An einem Sonntag erschien ein Fotograf mit seinen Assistenten, um für einen Artikel, der in einem großen Magazin erscheinen sollte, Bilder zu machen. Ich kann mich kaum an den Fototermin erinnern, nur an die ersten Schneeflocken des Winters, die draußen die Luft tupften. Ich glaubte der Aufforderung des Fotografen

entsprochen zu haben, möglichst oft zu lächeln. Ein oder zwei Tage später rief der Redakteur des Magazins bei meiner Frau an und fragte sie, ob ich mich noch einmal für Aufnahmen zur Verfügung stellen würde. Als Begründung nannte er meine Bilder, da selbst die lächelnden »zuviel Angst« zeigten.

Ich hatte inzwischen jene Phase der Störung erreicht, in der jegliches Gefühl von Hoffnung verschwunden ist und mit ihm auch jede Zukunftsperspektive. Mein Gehirn, in die Gefangenschaft seiner wildgewordenen Hormone geraten, war von einem Denkorgan zu einem Meßinstrument geworden, das die sich von Minute zu Minute verändernden Grade seines eigenen Leidens registrierte. Längst war auch jeder Morgen unangenehm geworden, denn ich irrte nach meinem synthetischen Schlaf lethargisch umher, doch das Schlimmste blieb der Nachmittag. Jedesmal gegen drei Uhr begann ich zu spüren, wie sich die Angst, einer giftigen Nebelbank gleich, über meinen Kopf wälzte und mich ins Bett trieb. Da lag ich dann sechs lange Stunden starr und buchstäblich paralysiert, starrte an die Decke und wartete auf den Moment am Abend, an dem auf geheimnisvolle Weise meine Folterqualen gerade soviel nachlassen würden, um ein wenig Nahrung herunterzuwürgen. Anschließend mühte ich mich automatengleich wieder um ein oder zwei Stunden Schlaf. Warum war ich nicht im Krankenhaus?

VI

Jahrelang hatte ich ein Notizbuch geführt – kein regelrechtes Tagebuch, dafür waren die Eintragungen zu sprunghaft und willkürlich –, und der Gedanke, daß fremde Augen den Inhalt mustern könnten, gefiel mir gar nicht. Vorsichtshalber hatte ich es in meinem Haus gut versteckt. Damit will ich keineswegs andeuten, daß es Skandalträchtiges enthalten hätte; die Beobachtungen waren weit weniger geil oder verdorben oder exhibitionistisch, als mein Bedürfnis, sie für mich zu behalten, verraten mochte. Dennoch wollte ich das kleine Buch für meine Arbeit auswerten, um es dann rechtzeitig vor dem noch fernen Tag zu vernichten, an dem das Gespenst des Pflegeheims zu nahe käme. Als sich meine Krankheit verschlimmerte, wurde mir mit Unbehagen klar, daß der Augenblick, wenn ich mich entschlösse, das Notizbuch zu vernichten, unvermeidlich mit der Entscheidung zusammenfallen würde, meinem Leben ein Ende zu setzen. Und eines Abends Anfang Dezember war es schließlich soweit.

Am Nachmittag hatte ich mich zu Dr. Golds Praxis bringen lassen (ich selber konnte nicht mehr fahren), wo er mir verkündete, daß er sich entschlossen habe, mir das Antidepressivum Nardil zu verordnen, ein älteres Medikament, das den Vorteil hatte, mir nicht wie die beiden anderen Mittel, die er mir vorher verschrieben hatte, die Harnröhre zu blockieren. Allerdings gab es auch hier Nebenwirkungen. Nardil würde wahrscheinlich erst in vier bis sechs Wochen – ich konnte es kaum fassen – wirken, und ich hatte sorgfältig bestimmte Diätregeln einzuhalten, die zum Glück eher epikureischer Natur waren (keine Wurst, kein Käse, keine *pâté de foie gras*), um zu vermeiden, daß unverträgliche Enzyme aufeinanderstießen und damit vielleicht einen Schlaganfall auslösten. Mit unbewegtem Gesicht teilte mir Dr. Gold außerdem mit, daß das Medikament bei optimaler Dosierung als Nebenwirkung zu Impotenz führen könne. Obwohl mir seine Persönlichkeit gewisse Schwierigkeiten machte, hätte ich bis dahin jedoch nicht vermutet, daß es ihm völlig an Einfühlungsvermögen fehlen könne; jetzt war ich mir nicht mehr so sicher. Ich versetzte mich in Dr. Golds Position und fragte mich, ob er sich allen Ernstes vorstellen konnte, daß dieser saftlose, von seiner Krankheit schwer gezeichnete Halbinvalide, dieser Schlurfer mit der Greisenstimme tatsächlich jeden Morgen aus seinem Halcion-Schlaf erwachte und auf fleischliche Vergnügungen aus war.

An diesem Tag war die Sitzung besonders unerfreulich, deshalb kehrte ich in einem erbärmlichen Zustand nach Hause zurück und stellte mich auf den Abend ein. Ein paar Freunde sollten zum Essen kommen – was mir weder Angst machte noch willkommen war und was in sich wieder (also in meiner trägen Interesselosigkeit) einen faszinierenden Aspekt depressiver Pathologie freilegt. Damit ist nicht die bekannte Schmerzschwelle gemeint, sondern ein paralleles Phänomen: Über eine absehbare Zeitspanne hinaus ist die Psyche wahrscheinlich nicht in der Lage, Schmerzen zu verarbeiten. In der Schmerzerfahrung gibt es einen Bereich, in dem die Aussicht auf Linderung oft ein übermenschliches Durchhaltevermögen erlaubt.

Tageweise, manchmal auch für längere Zeit, lernen wir, mit verschiedenen Schmerzgraden zu leben, und die meiste Zeit bleiben wir gnädig davon verschont. Wenn wir starke Beschwerden physischer Natur zu ertragen haben, sind wir seit der Kindheit dafür konditioniert, uns den Forderungen des Schmerzes anzupassen – ihn hinzunehmen, und zwar je nachdem wie stoisch wir sind, tapfer oder wimmernd und klagend, doch ihn in jedem Fall hinzunehmen. Außer bei einem unerbittlich tödlichen Schmerz, gibt es beinah immer eine Form der Erleichterung; wir sehnen uns nach dieser Linderung, ob sie nun durch Schlaf oder durch Tylenol oder Selbsthypnose oder eine Änderung im Verhalten eintritt oder, der häufigste Fall, mit Hilfe der Fähigkeit des Körpers, sich selber zu heilen. Das Aufhören des Schmerzes schließlich empfinden wir als natürliche Belohnung dafür, daß wir, wenigstens vorübergehend, keine Spielverderber waren und tapfer gelitten haben, im Grunde einfach optimistische Typen waren.

Bei einer Depression fehlt dieses Vertrauen auf Erleichterung darauf, daß man irgendwann schon wiederhergestellt sein wird. Der Schmerz ist unerbittlich, und der Zustand schon deshalb unerträglich, weil man genau weiß, daß es nie ein Mittel dagegen geben wird – nicht in einem Tag, nicht in einer Stunde, einem Monat oder einer Minute. Tritt eine leichte Besserung ein, weiß man, daß sie nur vorübergehend ist; weitere Schmerzen sind zu erwarten. Mehr noch als der Schmerz drückt einem die Hoffnungslosigkeit auf die Seele. Alltägliche Entscheidungen werden nicht mehr wie unter normalen Umständen üblich gefällt, indem man sich von einer ärgerlichen Situation zu einer weniger ärgerlichen wendet – oder von Unbehagen zu relativem Behagen oder von Langeweile zu Aktivität –, sondern indem man einen Schmerz gegen einen anderen eintauscht.

Keinen Augenblick verläßt man sein Nagelbett, sondern bleibt auch bei jeder Ortsveränderung daran gefesselt. Und das führt zu einer bemerkenswerten Erfahrung – eine Erfahrung, die ich, mit einer Anleihe aus dem militärischen Bereich, als die Lage des gehfähigen Verwundeten bezeichnen möchte. Denn bei so gut wie jeder anderen ernsthaften Erkrankung würde ein Patient, der in einem ähnlich verheerenden Zustand ist, flach im Bett liegen, wäre womöglich ruhiggestellt und an Schläuche und Drähte von Lebenserhaltungssystemen angeschlossen, zumindest aber hätte er Anspruch auf Entspannung und Isolierung. Seine Invalidität wäre notwendig, von keinem zu bezweifeln und in allen Ehren erworben.

Wer allerdings an einer Depression leidet, hat diese Möglichkeit nicht und findet sich deshalb, genauso wie ein noch gehfähiges Kriegsopfer, den unerträglichsten sozialen und familiären Situationen ausgeliefert. Er ist dadurch gezwungen, sich trotz der Angst, die ihm den Verstand aufzufressen droht, wenigstens annähernd so zu verhalten, wie das bei normalen Vorgängen und im Umgang mit Freunden erwartet wird. Er muß versuchen, den üblichen Small talk abzusondern, auf Fragen zu antworten, wissend zu nicken und, Gott steh ihm bei, sogar zu lächeln. Aber nur ein paar einfache Worte zu sprechen, heißt bereits, ihn auf eine harte Probe zu stellen.

An jenem Dezemberabend beispielsweise hätte ich wie gewöhnlich während der schlimmsten Stunden im Bett bleiben oder mich der Dinnerparty anschließen können, die meine Frau unten veranstaltete. Doch schon der Gedanke an eine Entscheidung war rein akademisch. Jede der beiden Möglichkeiten bedeutete Folterqualen, und für das Abendessen entschied ich mich nur aus Gleichgültigkeit gegenüber den zu erwartenden, aber nicht erkennbaren Torturen eines nebulösen Schreckens. Beim Essen war ich kaum in der Lage zu sprechen, doch war sich das Gästequartett, allesamt gute Freunde, über meinen Zustand im klaren und überging höflich mein katatonisches Stummsein. Dann, nach dem Essen, als ich im Wohnzimmer saß, erlebte ich einen seltsamen inneren Krampf, den ich nur als Verzweiflung jenseits aller Verzweiflung beschreiben kann. Er kam mitten aus der kalten Nacht; ich hatte ein solches Angstgefühl nicht für möglich gehalten.

Während meine Freunde friedlich vor dem Feuer plauderten, entschuldigte ich mich und ging nach oben, wo ich mein Notizbuch aus seinem Versteck holte. Dann ging ich in die Küche, und mit wunderbarer Klarsicht – der Klarsicht eines Mannes, der weiß, daß er einen feierlichen Ritus vollzieht – merkte ich mir alle Markennamen auf den aus der Werbung wohlbekannten Artikeln, die ich für die Beseitigung des Notizbuches zusammenzustellen begann: Ich fing eine neue Rolle *Viva*-Papierhandtücher an, um damit das Buch einzupacken, umwickelte es mit *Scotch*-Klebeband, schob das Päckchen in eine leere *Post*-Rosinenmüsli-Schachtel, die ich dann mit nach draußen nahm und tief in der Abfalltonne versenkte, die am nächsten Morgen geleert werden sollte. Feuer hätte es schneller zerstört, doch bedeutete der Müll eine Auslöschung des Selbst, die wie immer zur produktiven Selbsterniedrigung des Melancholikers paßte. Ich merkte, wie mein Herz heftig schlug, wie das eines Mannes vor dem Erschießungskommando, und ich wußte, daß ich eine unwiderrufliche Entscheidung getroffen hatte.

Vielen Menschen, die unter tiefer Depression litten, ist aufgefallen, daß sie das Gefühl hatten, von einem zweiten Ich begleitet zu sein – ein gespenstischer Beobachter, der, weil er nicht unter der Demenz seines Doubles leidet, in der Lage ist, in leidenschaftsloser Neugier zuzusehen, wie sein Gefährte gegen die heraufziehende Katastrophe ankämpft oder sich entschließt, sich ihr auszuliefern. All das legt den Vergleich zum Theater nahe, und während der nächsten Tage, die ich dumpf mit den Vorbereitungen zu meiner Auslöschung verbrachte, fühlte ich mich immer wieder wie in einem Melodrama – ein Melodrama, in dem ich, das baldige Opfer einer Selbsttötung, gleichzeitig den einzigen Darsteller wie auch den einsamen Zuschauer im Parkett gab. Ich hatte mich noch nicht für die Form meines Abgangs entschieden, wußte jedoch, daß dieser Schritt der nächste und bald so unausweichlich sein würde wie der Einfall der Dämmerung.

Ich beobachtete mich mit einer Mischung aus Schrecken und Faszination dabei, wie ich die notwendigen Vorbereitungen traf: Wie ich zu meinem Anwalt in der nahe gelegenen Stadt ging – dort mein Testament änderte – und mehrere Nachmittage zum Teil mit dem konfusen Versuch zubrachte, der Nachwelt einen Abschiedsbrief zu hinterlassen. Wie sich herausstellte, war die Formulierung des Selbstmordbriefs, zu dem ich mich irgendwie gezwungen fühlte, die schwierigste Aufgabe, die mir in meiner ganzen Schriftsteller-Laufbahn je untergekommen war.
Zu viele Leute waren es, die erwähnt werden, denen gedankt, die mit letzten Grüßen bedacht werden mußten. Und schließlich kam ich mit der damit verbundenen grabesdunklen Feierlichkeit nicht mehr zurecht; die Schwülstigkeit einer Bemerkung wie »Seit einiger Zeit bemerkte ich bei meiner Arbeit eine sich verschlimmernde Psychose, in der sich ohne Zweifel die psychotische Belastung zeigt, die mir mein ganzes Leben verdirbt« (einer der wenigen Sätze, an dessen Wortlaut ich mich noch erinnere) vermochte ich schließlich nicht mehr zu ertragen. Auch hatte die Aussicht etwas Erniedrigendes, daß mein Testament, dem ich doch etwas Würde und Eleganz hatte geben wollen, auf das erschöpfte Gestotter aus unangemessenen Entschuldigungen und selbstzufriedenen Erläuterungen zusammenschnurren sollte. Ich hätte mir ein Beispiel an der schneidenden Erklärung des italienischen Schriftstellers Cesare Pavese nehmen sollen, der bei seinem Abschied nur schrieb: *»Nicht Worte. Eine Geste. Ich werde nicht mehr schreiben.«*
Doch selbst eine Handvoll Worte kam mir bald allzu langatmig vor, und ich zerriß meine ganzen Versuche und beschloß, schweigend aus der Welt zu gehen. In einer bitterkalten Nacht, als ich wußte, daß ich den kommenden Tag nicht mehr würde durchstehen können, saß ich spät noch im Wohnzimmer des Hauses. Wegen der Kälte, irgend etwas war

mit der Heizung, hatte ich mich warm zugedeckt. Meine Frau war zu Bett gegangen, und ich hatte mich gezwungen, mir die Kassette eines Films anzuschauen, in dem eine junge Schauspielerin, die in einem meiner Stücke aufgetreten war, eine kleine Rolle hatte. Irgendwann in diesem Film, der Ende des 19. Jahrhunderts in Boston spielte, bewegten sich die Figuren über den Flur eines Musikkonservatoriums, und von unsichtbaren Musikern erklang jenseits der Mauer eine Altstimme, eine plötzlich aufsteigende Passage aus Brahms' »Alt-Rhapsodie«.

Dieser Klang, und ich war doch seit Monaten bei aller Musik – oder eigentlich bei jeder Form von Vergnügen – empfindungslos geblieben, bohrte sich wie ein Dolch in mein Herz, und in einer Flut plötzlicher Erinnerungen dachte ich an all die Freuden, die dieses Haus gesehen hatte: die Kinder, die durch die Zimmer gejagt waren, die Feste, die Liebe und die Arbeit, der ehrlich erarbeitete Schlummer, die Stimmen und die flinke Bewegung, das ständige Volk der Katzen und Hunde und Vögel, »Lachen und Können und Seufzen, / Und Kleider und Locken«.

Ich merkte, daß das mehr war, als ich je würde verlassen können, und auch das, was ich mir so entschlossen vorgenommen hatte, war mehr, als ich diesen Erinnerungen antun konnte und auch denen, die mir nahestanden und mit denen diese Erinnerungen aufs engste verbunden waren. Und ebenso heftig wurde mir klar, daß ich diese Entweihung auch mir nicht antun konnte. Ich verließ mich auf den letzten Funken Gesundheit, um die schrecklichen Ausmaße jener tödlichen Zwangslage zu erfassen, in die ich geraten war. Ich weckte meine Frau, und bald wurden einige Telefonate geführt. Am nächsten Tag fand ich Aufnahme in der Klinik.

VII

Und Dr. Gold wurde als mein Hausarzt hinzugezogen, um für meine Einweisung in die Klinik zu sorgen. Merkwürdigerweise hatte er mir bei unseren Sitzungen ein- oder zweimal (und nachdem ich eher zögernd das Thema Einweisung angeschnitten hatte) gesagt, daß ich die Klinik um jeden Preis vermeiden sollte, da ich ein Stigma davontragen würde. Damals wie heute scheint ein solcher Rat absolut in die falsche Richtung zu weisen; ich war der Meinung gewesen, daß sich die Psychiatrie längst über das Stadium hinausentwickelt hatte, wo eine Geisteskrankheit oder auch nur die Klinik mit einem Stigma behaftet ist. Dieser Zufluchtsort, alles andere als ein angenehmer Platz, ist eine Einrichtung, die Patienten dann aufsuchen können, wenn Tabletten nichts fruchten, wie es bei mir der Fall war, und die Behandlung als eine längere Fortsetzung in anderer Umgebung jener Therapie betrachtet wird, die in Praxen wie der von Dr. Gold beginnt.

Natürlich läßt sich nicht sagen, wie ein anderer Arzt vorgegangen wäre, ob auch er von der Möglichkeit einer Einweisung abgeraten hätte. Viele Psychiater, die einfach nicht in der Lage zu sein scheinen, das Wesen der tiefsitzenden Angst zu erfassen, unter der ihre Patienten zu leiden haben, halten im Glauben, daß die Tabletten schließlich doch anschlagen und die Patienten reagieren und sich damit die düstere Umgebung der Klinik vermeiden läßt, ochsenstur an den Psychopharmaka fest. Dr. Gold, soviel war klar, gehörte zu dieser Gruppe, doch in meinem Fall irrte er sich; ich bin mir sicher, daß ich schon Wochen vorher in eine Klinik gehört hätte. Denn in Wahrheit war die Klinik meine Rettung. Es ist schon ziemlich paradox, daß ich an diesem abweisenden Ort mit

seinen verriegelten und vergitterten Türen und seinen trostlosen grünen Fluren – wo zehn Stockwerke tiefer Tag und Nacht Krankenwagen heulten – Ruhe finden sollte und Linderung für den Orkan in meinem Kopf, was mir auf meiner stillen Farm nicht gelang.
Zum Teil ist das ein Ergebnis der Quarantäne, der Sicherheit, des zurückgezogenen Lebens in einer Welt, in der das Bedürfnis, ein Messer zu nehmen und es sich in die Brust zu stoßen, selbst für den trüben Verstand des Depressiven in dem neuerworbenen Wissen aufgeht, daß das Messer, mit dem er versucht, sein fürchterliches Wiener Schnitzel zu zerteilen, aus biegsamem Plastik ist. Aber die Klinik bietet auch das milde, seltsam erfreuliche Trauma einer unvermuteten Stabilisierung – eine Verlegung aus der allzu vertrauten Umgebung zu Hause, wo alles aus Angst und Mißklang bestand, in eine säuberliche, freundliche Haft, wo man nur einer Pflicht zu genügen hat: möglichst wieder gesund zu werden. Tatsächlich geheilt wurde ich durch die Abgeschiedenheit und die Zeit.

VIII

Die Klinik war eine Zwischenstation, ein Fegefeuer. Als ich dort aufgenommen wurde, schien meine Depression so hartnäckig, daß ich nach Meinung eines Teils der Ärzte reif für die EKT war, die Elektrokonvulsions-Therapie, die Behandlung mit Elektroschocks, wie sie gewöhnlich heißt. In vielen Fällen ist das eine wirkungsvolle Heilmethode – sie wurde verbessert und erlebte ein ehrenvolles Comeback, nachdem sie wegen der angeblich mittelalterlichen Methoden in Verruf geraten war –, doch handelt es sich dabei um eine drastische Prozedur, die man nach Möglichkeit eher vermeidet. Ich entging ihr, weil ich mich langsam aber spürbar erholte. Ich war überrascht, als ich merkte, daß die Selbstvernichtungsphantasien innerhalb weniger Tage nach meiner Einlieferung so gut wie verschwunden waren. Damit erweist sich wieder der besänftigende Effekt der Klinik, ihr unmittelbarer Wert als ein Zufluchtsort, wo der Geist wieder Frieden zu finden vermag.

Eine abschließende Warnung sollte allerdings noch Halcion gelten. Ich bin überzeugt, daß dieser Tranquilizer zumindest dafür verantwortlich ist, daß sich die Selbstmordphantasien, die mich vor meiner Aufnahme in die Klinik gequält hatten, bis zur Unerträglichkeit steigerten. Der empirische Beweis für meine Ansicht ergibt sich aus einer Unterhaltung, die ich wenige Stunden nach meiner Einweisung in die Anstalt mit einem Klinikarzt führte. Als er mich fragte, welches Schlafmittel ich nähme und in welcher Dosierung, nannte ich ihm 0,75 mg Halcion; sein Gesicht verdüsterte sich daraufhin, und er sagte nachdrücklich, daß das die dreifache Menge von dem sei, was normalerweise als schlaffördernde Dosis verschrieben werde, außerdem eine Größenordnung, die für jemand in meinem Alter schädlich sei. Ich wurde schnell auf Dalmane umgestellt, ein anderes, mit Halcion verwandtes Schlafmittel, das etwas länger wirkt; ich schlief damit mindestens ebenso schnell ein wie mit Halcion. Am wichtigsten aber war, daß ich merkte, wie nach der Umstellung meine Selbstmordgedanken nachließen und dann ganz verschwanden.

In jüngster Zeit haben sich weitere Beweise dafür ergeben, daß Halcion (dessen chemischer Name Triazolam ist) bei entsprechend disponierten Menschen der auslösende Faktor für Selbstmord-Obsessionen und andere Geistesverwirrungen ist. Wegen dieser Nebenwirkungen ist Halcion in den Niederlanden verboten, und hierzulande sollte zumindest etwas vorsichtiger damit umgegangen werden. Ich kann mich nicht erinnern, daß Dr. Gold die allzu starke Dosis, von der er wußte, daß ich sie nahm, je diskutiert hätte; vermutlich hatte er die warnenden Hinweise in *Physicians' Desk Reference* nicht gelesen.

Zwar war meine eigene Unbekümmertheit schuld daran, daß ich eine Überdosis nahm, doch die Ursache dieser Unbekümmertheit liegt in der beruhigenden Versicherung, die ich vor einigen Jahren erhalten hatte, als ich auf Geheiß jenes windigen Arztes Ativan zu nehmen begonnen hatte. Er sagte mir, ich könne ohne Folgen so viele Tabletten schlucken, wie ich nur wollte. Ein Schauder überläuft einen, wenn man bedenkt, was für einen Schaden ein derart wahlloses Verschreiben potentiell gefährlicher Tranquilizer bei Patienten in aller Welt bewirken kann. In meinem Fall war Halcion natürlich nicht allein verantwortlich – ich strebte geradewegs in den Abgrund –, doch bin ich mir sicher, daß ich ohne dieses Medikament nicht so tief gestürzt wäre.

Fast sieben Wochen blieb ich in der Klinik. Vielleicht reagiert nicht jeder so wie ich; die Depression, man kann das nicht oft genug betonen, zeigt sich in so vielen Variationen und hat so viele feine Facetten – hängt, in einem Wort, so sehr von der Verbindung von Ursache und Wirkung beim einzelnen ab –, daß das Heilmittel des einen sich beim anderen fatal auswirken kann. Zumindest aber sollte die Klinik (ich spreche natürlich von einer der vielen guten) nicht so bedrohlich wirken, sollte nicht immer als die Methode gelten, auf die man sich erst besinnt, wenn alle anderen nichts gefruchtet haben. Die Klinik ist bestimmt kein Ferienlager; die, in der ich untergebracht war (ich hatte das Glück, in einer der besten des ganzen Landes zu sein), unterschied sich in nichts von der schrecklichen Ödnis einer jeden anderen Klinik. Wenn auf einem Flur, wie beispielsweise dem meinen, vierzehn oder fünfzehn Männer und Frauen mittleren Alters untergebracht sind, die mit den Qualen einer zum Selbstmord neigenden Schwermut ringen, dann kann man sich vorstellen, wie wenig fröhlich es in einer solchen Umgebung zugeht.

Dieser Zustand wurde für mich auch nicht besser durch das Essen, das noch schlechter war im Flugzeug, oder durch den verstohlenen Blick, der mir in die Welt draußen gestattet war: Nacht für Nacht liefen im kahlen Aufenthaltsraum *Denver-Clan* und *Knots Landing* und die *CBS Evening News*, so daß ich zumindest manchmal das Gefühl hatte, der Ort, an dem ich Zuflucht gefunden hatte, sei ein freundlicheres, sanfteres Irrenhaus als das, aus dem ich gekommen war.

In der Klinik wurde mir die einzige Gunst zuteil, die einem die Depression widerwillig gewährt – ihre schließliche Kapitulation. Selbst jene, bei denen jede Form von Therapie eine sinnlose Bemühung ist, können sich darauf freuen, daß der Orkan sich schließlich legt. Wenn sie den eigentlichen Orkan überleben, läßt seine Gewalt fast immer nach und verschwindet dann. Rätselhaft im Erscheinen wie im Verschwinden, nimmt das Leiden seinen Lauf, und dann findet man Frieden.

Während ich mich langsam erholte, ließ ich mich von der Klinikroutine, den institutionalisierten Situationskomödien, ablenken. Mir wurde gesagt, daß Gruppentherapie nützlich sei, und niemals würde ich etwas heruntermachen, das sich individuell als erfolgreich erwiesen hat. Bei mir hat Gruppentherapie jedoch nur bewirkt, daß ich Schaum vor dem Mund bekam. Das mag daran gelegen haben, daß die Therapie von einem widerwärtig selbstgefälligen jungen Psychiater mit spatenförmigem dunklem Bart (der junge Freud?) geleitet wurde. Bei dem Versuch, uns dazu zu bewegen, die Ursachen unseres Elends hochzuwürgen, war er abwechselnd herablassend und tyrannisch, und es gelang ihm manchmal, ein oder zwei Frauen, die mit ihren Morgenröcken und Lockenwicklern völlig verloren aussahen, in Tränen ausbrechen zu lassen, was für ihn, da bin ich mir sicher, eine große Genugtuung bedeutete. (Alle anderen Psychiater der Klinik waren mustergültig taktvoll und mitfühlend.) Die Zeit wird einem lang im Krankenhaus, und das beste, was man zugunsten der Gruppentherapie vorbringen kann, ist, daß man sich mit ihrer Hilfe einige Stunden vertreiben kann.

Mehr oder weniger das gleiche läßt sich über die Kunsttherapie sagen, die eigentlich organisierter Infantilismus ist. Unsere Klasse wurde von einer delirierenden jungen Frau mit erstarrtem, unerschütterlichem Lächeln geleitet, die offenkundig an einer Schule ausgebildet worden war, an der es Kurse in der Preisklasse »Wie führe ich geistig Kranke an Kunst heran?« gab. Nicht einmal ein Lehrer für kleine geistig zurückgebliebene Kinder hätte sich, ohne eigentlich etwas zu unterrichten, zu diesem Überschwang von Kichern und Gurren gedrängt gefühlt.

Sie rollte dicke, feuchte Tapetenrollen auseinander und gab uns auf, mit Buntstiften Themen darzustellen, die wir uns selber ausgesucht hatten. Beispiel: Mein Haus. In einer Art gedemütigter Wut gehorchte ich und zeichnete ein Quadrat mit einer Tür und vier schielenden Fenstern, obendrauf einen Schornstein, aus dem eine geringelte Rauchwolke stieg. Sie überschüttete mich mit Lob, und als sich im Verlauf der Wochen meine Gesundheit stabilisierte, besserte sich auch mein Sinn für Humor.

Ich begann fröhlich mit dem bunten Plastillin zu manschen und formte als erstes einen scheußlichen kleinen grünen Totenkopf mit gefletschten Zähnen, der für unsere Lehrerin sofort ein wunderbarer Ausdruck meiner Depression war. Nach verschiedenen Stadien der Erholung langte ich schließlich bei einem rosigen Engelskopf mit aufmunterndem Lächeln an. Da dieser Kopf mit dem Datum meiner Entlassung zusammenfiel, machte er meine Lehrerin (die ich inzwischen widerwillig sogar mochte) überglücklich, da er, wie sie mir sagte, ein Ausdruck meiner Genesung war und deshalb nur ein weiterer Beleg dafür, wie Kunsttherapie über die Krankheit triumphiert.

Inzwischen war es Anfang Februar, und obwohl ich noch immer geschwächt war, wußte ich doch, daß ich ins Licht getreten war. Ich kam mir nicht mehr wie eine leere Hülse vor, sondern wie ein Körper, in dem sich wieder kostbares Leben regte. Nach vielen Monaten hatte ich meinen ersten Traum, ein wenig wirr, aber bis heute unvergessen: irgendwo kamen darin eine Flöte vor, eine Wildgans und ein tanzendes Mädchen.

IX

Die weit überwiegende Mehrheit der Patienten, die eine Depression auch der ernsteren Form durchmachen, überleben sie, und ihr weiteres Leben ist mindestens so glücklich wie das ihrer nicht betroffenen Mitmenschen. Abgesehen von bestimmten schrecklichen Erinnerungen hinterläßt eine akute Depression wenig bleibende Wunden. An Sisyphusqualen läßt allerdings die Tatsache denken, daß sehr viele – die Hälfte etwa – von denen, die einmal von der Krankheit niedergeworfen wurden, ein weiteres Mal heimgesucht werden; die Depression pflegt wiederzukehren. Doch überstehen die meisten Opfer auch diese Rückschläge, kommen oft sogar besser damit zurecht, weil sie durch ihre früheren Erfahrungen psychologisch auf den Kampf mit dem Monstrum eingestellt sind.

Es ist sehr wichtig, daß man alle, die vielleicht zum ersten Mal davon befallen werden, darauf hinweist, besser noch: sie davon überzeugt, daß die Krankheit ihren Verlauf nehmen wird und sie es überstehen werden. Natürlich ist das eine schwere Aufgabe; vom sicheren Ufer aus einem Ertrinkenden »Kopf hoch!« zuzurufen, grenzt an Beleidigung, aber es hat sich immer wieder gezeigt, daß der Gefährdete, wenn er nur beharrlich ermuntert und auch entschlossen und verständnisvoll unterstützt wird, in beinah allen Fällen gerettet werden kann.

Die meisten Menschen, die in die Gewalt einer besonders schlimmen Depression geraten, befinden sich, aus welchem Grund auch immer, in einem Zustand unrealistischer Hoffnungslosigkeit, werden ohne Bezug zur Realität von übertriebenen Beschwerden und tödlicher Bedrohung gequält. Vielleicht braucht es von seiten der Familie, der Freunde, Geliebten, Bewunderer eine fast schon religiöse Hingabe, um die Leidenden davon zu überzeugen, daß das Leben, ganz im Gegensatz zu dem häufigen Gefühl ihrer eigenen Wertlosigkeit, doch noch seinen Wert hat; eine solche Hingabe hat schon zahllose Selbstmorde verhindert.

Während jenes Sommers, in dem es mir zunehmend schlechter ging, wurde einer meiner nächsten Freunde – ein berühmter Zeitungskolumnist – wegen schwerer manischer Depression ins Krankenhaus eingeliefert. Als ich selber bei meinem herbstlichen Tiefpunkt angekommen war, hatte sich mein Freund erholt (vor allem dank Lithium, aber auch wegen der nachfolgenden Psychotherapie), und wir unterhielten uns beinah jeden Tag am Telefon. Seine Unterstützung ließ nie nach und war deshalb von unschätzbarem Wert für mich. Er vor allem ermahnte mich immer wieder, daß Selbstmord »unmöglich« sei (er selber war schwer suizidgefährdet gewesen), und seinetwegen erschien mir die Aussicht, in die Klinik gehen zu müssen, nicht gar so furchterregend. Nach wie vor gedenke ich seiner Fürsorge mit unendlicher Dankbarkeit. Die Hilfe, die er mir gewährte, so gestand er mir später, wirkte bei ihm als ständige Therapie und bewies damit immerhin, daß die Krankheit dauerhafte Freundschaften zustande bringt.

Als sich in der Klinik allmählich eine Besserung zeigte, drängte sich mir die Frage auf – das erste Mal, daß es mich ernsthaft beschäftigte –, warum ein solches Unheil über mich gekommen war. Die psychiatrische Literatur über Depression ist kaum mehr zu überschauen: Theorie um Theorie beschäftigt sich mit der Ätiologie der Krankheit und erzeugt dabei ebenso viele üppig wuchernde Theorien wie über das Aussterben der Dinosaurier oder die Herkunft der Schwarzen Löcher. Allein die Zahl der Hypothesen beweist schon, wie undurchdringlich das Rätsel dieser Krankheit nach wie vor ist.

Was den ersten auslösenden Mechanismus angeht – was ich die manifeste Krisis genannt habe –, kann ich mich wirklich mit der Erklärung zufrieden geben, daß der abrupte Alkoholentzug den Sturz in die Tiefe auslöste? Wie steht es mit anderen Möglichkeiten – beispielsweise der bitteren Tatsache, daß ich in schmerzlichem Bewußtsein etwa zur selben Zeit meinen 60. Geburtstag beging, diesen massiven Meilenstein auf dem Weg in den Tod? Oder war es denkbar, daß mich eine vage Unzufriedenheit darüber verfolgte, wie sich meine Arbeit entwickelte – ein Einbruch von Trägheit, der mich während meines Schriftstellerlebens immer wieder heimgesucht und mich mürrisch und unzufrieden gemacht hatte? Hatte es mich gerade während dieses Zeitraums stärker als je zuvor bedrückt und in gewisser Weise auch die Schwierigkeiten mit dem Alkohol verstärkt? Unlösbare Fragen vermutlich.
Doch interessieren mich diese Dinge weniger als die Suche nach den früheren Quellen der Krankheit. Welche vergessenen oder verschütteten Ereignisse können letztlich die Entwicklung der Depression und ihr späteres Hinübergleiten in den Wahnsinn erklären? Bis ich selber erkrankte und wieder genas, hatte ich mir nie darüber Gedanken gemacht, wie mein Werk mit dem Unterbewußtsein verbunden war – ein Forschungsbereich, der etwas für literarische Detektive ist. Als ich aber wieder gesund und dazu in der Lage war, die Vergangenheit in Zusammenhang mit meinem Leiden zu überdenken, konnte ich deutlich erkennen, daß die Depression sich schon seit vielen Jahren am äußeren Rand meines Lebens bemerkbar gemacht hatte.
In meinen Büchern war Selbstmord ein immer wiederkehrendes Thema – drei meiner Hauptfiguren brachten sich selber um. Als ich, seit Jahren zum ersten Mal, Teile meiner Romane wieder las – Passagen, in denen meine Heldinnen in den Untergang hinabtaumelten –, erschrak ich, als ich merkte, mit welcher Genauigkeit ich die Landschaft der Depression im

Kopf dieser jungen Frauen beschrieben hatte. Allein aus dem Instinkt heraus, aus dem Unterbewußtsein, das bereits durch Stimmungsstörungen aufgewühlt war, hatte ich die psychische Unausgeglichenheit beschrieben, die meine Heldinnen in den Untergang trieb. Damit war mir die Depression, als sie mich schließlich einholte, alles andere als fremd, nicht einmal überraschender Besuch; sie hatte bereits jahrzehntelang an meine Tür geklopft.

Diese pathologische Disposition rührte, davon bin ich inzwischen überzeugt, aus meiner Kindheit her – von meinem Vater, der den größten Teil seines Lebens mit dem Drachen zu kämpfen hatte und der nach einer bedrückenden, abwärtsführenden Entwicklung, die im Rückblick große Ähnlichkeit mit meiner eigenen Krankheitskurve hatte, in eine Klinik eingeliefert wurde, als ich ein Junge war.

Mittlerweile scheint über jeden Zweifel erhaben, daß die Depression genetische Ursachen hat. Doch bin ich überzeugt, daß ein noch wichtigerer Faktor der Tod meiner Mutter war; sie starb, als ich dreizehn war. Diese Unordnung und frühes Leid – der Tod oder das Verschwinden eines Elternteils, besonders der Mutter, vor oder während der Pubertät – wird wiederholt in der Literatur über Depressionen als ein Trauma genannt, das oftmals geeignet ist, einen so gut wie irreparablen emotionalen Schaden anzurichten. Die Gefahr ist besonders offensichtlich, wenn der junge Mensch mit etwas belastet ist, was man »unvollkommene Trauerarbeit« nennt – wenn er also nicht dazu in der Lage war, die kathartische Erfahrung des Schmerzes zu erleben, und deshalb in späteren Jahren eine unerträgliche Last mit sich herumträgt. Zorn und Schuldgefühl, nicht nur unterdrückter Kummer, sind ein Teil davon und werden zu möglichen Verursachern der Selbstzerstörung.

In einem erhellenden neuen Buch über den Selbstmord, *Self-Destruction in the Promised Land* (Selbstzerstörung im Gelobten Land), vertritt Howard I. Kushner, der nicht nur

Psychiater, sondern auch Sozialhistoriker ist, höchst überzeugend diese These der unvollkommenen Trauerarbeit und führt Abraham Lincoln als Beispiel an. Lincolns hektisch-melancholische Stimmungsschwankungen sind legendär, doch weit weniger bekannt ist, daß er in seiner Jugend häufig unter Suizidgedanken litt und mehr als einmal drauf und dran war, seinem Leben ein Ende zu setzen. Dieses Verhalten scheint unmittelbar mit dem Tod von Nancy Hanks, seiner Mutter, zusammenzuhängen; sie starb, als er neun Jahre alt war. Das Leid, dem er keinen Ausdruck geben konnte, wurde noch verschlimmert, als zehn Jahre später seine Schwester starb. Kushners Erkenntnisse stammen aus einer Chronik von Lincolns schmerzlich erfolgreichen Versuchen, nicht Selbstmord zu begehen, und er zeigt dann überzeugend, daß ein Verlusterlebnis in frühen Jahren nicht nur selbstzerstörerisches Verhalten fördert, sondern daß erfreulicherweise dieses selbe Verhalten zu einer Strategie werden kann, mit der die betreffende Person sich mit ihrem Schuldgefühl und ihrem Zorn auseinandersetzt und über den Tod von eigener Hand triumphiert. Ein solcher Einklang kann mit dem Streben nach Unsterblichkeit verbunden sein; in Lincolns Fall – und ebenso im Fall eines Schriftstellers heißt das, den Tod mit einer Leistung zu überwinden, die die Nachwelt anerkennt.

Wenn diese Theorie von der unvollkommenen Trauerarbeit zutrifft (und das tut sie meiner Meinung nach) und wenn ferner zutrifft, daß man sich in den tiefsten Tiefen seines suizidalen Verhaltens noch immer unterbewußt mit einem unermeßlichen Verlust beschäftigt und gleichzeitig versucht, die Folgen der dadurch angerichteten Zerstörungen zu überwinden, dann war es vielleicht eine verspätete Hommage an meine Mutter, daß ich nicht Selbstmord beging. Ich weiß, daß sie mir in jenen letzten Stunden, bevor ich mich selber rettete, als ich diese Passage aus der »Alt-Rhapsodie« hörte – die auch sie gesungen hatte –, vor meinem inneren Auge stand.

X

Gegen Ende von *Wie in einem Spiegel*, einem frühen Film von Ingmar Bergman, erlebt eine junge Frau, wie sie von etwas umfangen wird, das eine tiefe psychotische Depression zu sein scheint, und erlebt eine furchterregende Halluzination. Während sie einen transzendenten, sie rettenden Blick Gottes erwartet, sieht sie statt dessen den zuckenden Schatten einer riesenhaften Spinne, die ihr sexuell Gewalt antun will. Es ist ein Augenblick des Schreckens und der brennenden Wahrheit. Doch selbst bei dieser Vision Bergmans (der selber grausam unter Depressionen litt) hat man das Gefühl, daß sogar seine vollendete Kunst nicht ausreicht, um ein getreues Abbild der grauenhaften Phantasmagorien in einem betäubten Verstand zu geben.

Seit dem Altertum – in der qualvollen Klage Hiobs, in den Chören von Sophokles und Aischylos – haben sich Chronisten des menschlichen Geistes mit einem Wortschatz herumgequält, der der Schwermut Ausdruck zu geben vermöchte. Durch die gesamte Literatur und Kunst läuft das Thema Depression wie ein roter Faden des Leids – von Hamlets Monolog bis zu den Versen Emily Dickinsons und Gerard Manley Hopkins', von John Donne zu Hawthorne und Dostojewski und Poe, Camus und Conrad und Virginia Woolf. In vielen Stichen Albrecht Dürers sieht man grauenerregende Abbildungen seiner eigenen »Melancholie«; die manisch kreisenden Sterne van Goghs sind Hinweise auf den Sturz des Künstlers in Wahnsinn und Selbstauslöschung. Leiden prägt häufig die Musik von Beethoven, von Schumann und Mahler und durchzieht die getragenen Kantanten Bachs. Die beeindruckendste Metapher, die dieser unendlichen Qual am getreuesten Ausdruck gibt, stammt aber von Dante, und seine nur allzu vertrauten Zeilen fesseln noch immer die Einbildungskraft durch den Hinweis auf das Unbekannte, auf den kommenden schwarzen Kampf:

Nel mezzo del cammin di nostra vita
Mi ritrovai per una selva oscura,
Ché la diritta via era smarrita.

Als unseres Lebens Mitte ich erklommen,
Befand ich mich in einem dunklen Wald,
Da ich vom rechten Wege abgekommen.

Man darf sicher sein, daß diese Worte mehr als einmal benutzt wurden, um die Verwüstungen der Schwermut zu beschwören, doch hat diese düstere Vorahnung häufig die letzten Verse im bekanntesten Abschnitt dieses Epos überschattet, in denen die Hoffnung angerufen wird.

Für die meisten von denen, die eine Depression erlebt hatten, sind ihre Schrecken derart überwältigend, daß sie sich jedem Ausdruck entzieht, und daher stammt das frustrierte Gefühl der Unangemessenheit, das sich im Werk selbst der größten Künstler findet. Doch werden Wissenschaft und Kunst ohne Zweifel weiter nach einer eindeutigen Wiedergabe ihrer Bedeutung suchen, ist die Depression doch gelegentlich für jene, die sie erfahren haben, ein Abbild all des Bösen in dieser Welt: von unserer täglichen Zwietracht, unserem Chaos, unserer Irrationalität, von Krieg und Verbrechen, Folter und Gewalt, in dem sich unser Todeswunsch und unsere Flucht vor dem Tod im unerträglichen Gleichgewicht der Geschichte halten. Wenn unser Leben keine andere Struktur als diese haben sollte, dann sollten wir uns den Untergang wünschen – und verdienten ihn vielleicht auch; wenn die Depression nicht vorbeigehen würde, dann wäre Selbstmord tatsächlich das einzige Heilmittel. Doch braucht man keine falschen oder übertriebenen Töne anzuschlagen, um der Wahrheit Nachdruck zu verleihen, daß Depression nicht zwangsläufig die Auslöschung der Seele bedeutet; Männer und Frauen, die sich von der Krankheit wieder erholt haben – und es sind unzählig viele –, legen Zeugnis ab für die wahrscheinlich einzige positive Eigenschaft der Depression: Sie kann besiegt werden.

Für jene, die im dunklen Wald der Depression gelebt und ihre unerklärbare Agonie erfahren haben, gleicht die Rückkehr aus dem Abgrund dem Aufstieg des Dichters, der aus den schwarzen Tiefen der Hölle immer weiter nach oben klettert, um schließlich in das hinaus zu treten, was er »die lichte Weltenseite« genannt hat. Dort erhält jeder, der geheilt wurde, in beinah jedem Fall auch seine Fähigkeit zu Heiterkeit und Freude wieder, und das mag genug Wiedergutmachung dafür sein, daß er die Verzweiflung jenseits der Verzweiflung ertragen hat.

E quindi uscimmo a riveder le stelle.

Dort schritten wir hinaus, zu schaun die Sterne.

10. 5. 96 Hermsdorf